Essence
for
Resident

使いこなす
抗菌薬

天沢ヒロ

医学書院

謹告

　本書に記載されている治療法に関しては，出版時点における最新の情報に基づき，正確を期するよう，著者ならびに出版社は，それぞれ最善の努力を払っています．しかし，医学，医療の進歩から見て，記載された内容があらゆる点において正確かつ完全であると保証するものではありません．

　したがって，実際の治療，特に新薬をはじめ，熟知していない，あるいは汎用されていない医薬品，保険適用外の医薬品の使用にあたっては，まず医薬品添付文書で確認のうえ，常に最新のデータに当たり，本書に記載された内容が正確であるか，読者御自身で細心の注意を払われることを要望いたします．

　本書記載の治療法・医薬品がその後の医学研究ならびに医療の進歩により本書発行後に変更された場合，その治療法・医薬品による不測の事故に対して，著者ならびに出版社は，その責を負いかねます．

株式会社　医学書院

〈Essence for Resident〉使いこなす抗菌薬

発　行	2017年 9 月 1 日　第 1 版第 1 刷ⓒ
	2023年 6 月 1 日　第 1 版第 6 刷
著　者	天沢ヒロ
発行者	株式会社　医学書院
	代表取締役　金原　俊
	〒113-8719　東京都文京区本郷 1-28-23
	電話　03-3817-5600(社内案内)
印刷・製本	横山印刷

本書の複製権・翻訳権・上映権・譲渡権・貸与権・公衆送信権(送信可能化権を含む)は株式会社医学書院が保有します．

ISBN978-4-260-02878-3

本書を無断で複製する行為(複写，スキャン，デジタルデータ化など)は，「私的使用のための複製」など著作権法上の限られた例外を除き禁じられています．大学，病院，診療所，企業などにおいて，業務上使用する目的(診療，研究活動を含む)で上記の行為を行うことは，その使用範囲が内部的であっても，私的使用には該当せず，違法です．また私的使用に該当する場合であっても，代行業者等の第三者に依頼して上記の行為を行うことは違法となります．

|JCOPY| 〈出版者著作権管理機構　委託出版物〉
本書の無断複製は著作権法上での例外を除き禁じられています．複製される場合は，そのつど事前に，出版者著作権管理機構(電話 03-5244-5088，FAX 03-5244-5089，info@jcopy.or.jp)の許諾を得てください．

はじめに

みなさん，こんにちは！
天沢ヒロです。

「Essence for Resident シリーズ」。
　略して「ER シリーズ」は主に研修医の先生向けに作成した本で，本書は第二弾“抗菌薬の応用編”になります。

　第一弾の「わかる抗菌薬」を先に読むことで，本書の理解も格段に進むと思います。合わせて楽しんでいただければ幸いです。

　本書を初めとする ER シリーズは臨床向けの本です。
　国試と違って，「答え」というものはそもそも存在しないため，実際に経験したことと照らし合わせつつ，本書の内容を活かしていただければと思います。

　皆さんの成長を心から願っています。
　それではお楽しみください！

2017年7月

天沢ヒロ

Essence *for* Resident
使いこなす抗菌薬

目次

第1章 感染症を楽しく学ぼう！

1 なんで感染症っていえるの？── 感染を考えるとき……**2**

2 感染症の書籍について ── 天沢ヒロの想い……**5**

3 グラム染色について ── もう1つ天沢ヒロが想うこと……**7**

第2章 グラム染色で分ける細菌のアレコレ

1 グラム染色での鑑別が鍵となる！── グラム陽性球菌……**12**

2 それぞれ特異的な治療が必要になる ── グラム陽性桿菌……**35**

3 モラクセラがわかれば免許皆伝 ── グラム陰性球菌……**39**

4 やっぱりGNRは種類が多い？── グラム陰性桿菌……**43**

5 復習しておきましょう！── 非定型細菌……**53**

6 臨床では一括りにしてしまうことも多い ── 嫌気性菌……**54**

7 耐性問題イロイロ ── SPACE……**57**

8 梅毒はなんでもアリ ── スピロヘータ……**61**

第3章 使いこなす抗菌薬

1 諦めたらそこで抗菌薬終了ですよ ── ペニシリン系……**68**

2 ペニシリン系との使い分けが鍵 ── セフェム系……**86**

3 使うべき状況は限られている ── カルバペネム系……**98**

4 CAMとAZMをどう使い分けるか ── マクロライド系……**102**

5 やっぱりちょっと変わっている抗菌薬 ── テトラサイクリン系……**108**

6 さて，いつ使うべきか… ── ニューキノロン系……**113**

7 非専門医の使いドコロをおさえる ── アミノグリコシド系……**118**

8 臨床の幅を広げてくれる ── その他覚えておきたい抗菌薬……**123**

9 MRSA → VCMが定番！ ほかは…？── 抗MRSA薬……**135**

v

第4章 ケースで学ぶ感染症との闘い方

1 初見の感覚を大事にして欲しい ── 感染症と闘う前に……**146**

2 喉が痛いよ!……**150**

3 痰が絡むよ!……**162**

4 頭が痛いよ!……**179**

5 膝が痛いよ!……**188**

6 足が痛いよ!……**195**

7 耳が痛いよ!……**199**

8 下痢がひどいよ!……**203**

9 発熱のみだよ!(1)……**212**

10 発熱のみだよ!(2)……**217**

11 発熱のみだよ!(3)……**233**

12 抗菌薬のおさらい……**240**

索引……**245**

column

肺炎に対する血液培養の有用性……**27**

VRE ってなに?……**30**

コリネバクテリウム……**38**

食中毒とは安易にいわないほうがいい……**50**

歯医者さんで出される予防的抗菌薬の意義……**77**

「オグサワ」で副作用を回避せよ!……**81**

PIPC/TAZ の Na 含有量に注意……**83**

ペニシリン系にアレルギーがあるとき……**86**

第 3 世代セフェム系の経口薬っていつ使うの?……**94**

セフォペラゾン(CPZ)……**96**

目 次

PAE……**106**

CRP は役に立たない!?……**149**

centor criteria は役に立たない!?……**152**

発熱のない咽頭痛には要注意!……**161**

髄膜炎とは感受性が少し違う……**173**

喀痰グラム染色のコツ……**177**

髄膜炎は起こさないことが大切!……**187**

淋菌性関節炎……**190**

血液培養いつもありがとう……**198**

好中球減少時の発熱（FN）……**202**

グラム染色を味わう……**206**

C. difficile の豆知識 5 コ……**210**

感染性心内膜炎の恐怖は身近に……**214**

IE の手術適応について……**216**

腫瘍熱を起こしやすい悪性腫瘍……**220**

血液培養陽性の話……**238**

まとめました

ペニシリン系……**84**

セフェム系……**97**

カルバペネム系……**100**

マクロライド系……**107**

テトラサイクリン系……**112**

ニューキノロン系……**116**

アミノグリコシド系……**122**

その他覚えておきたい抗菌薬……**134**

抗 MRSA 薬……**142**

vii

まなぶ君のまとめノート

まとめノート①……**34**

まとめノート②……**52**

まとめノート③……**66**

まとめノート④……**85**

まとめノート⑤……**101**

まとめノート⑥……**117**

まとめノート⑦……**143**

まとめノート⑧……**178**

まとめノート⑨……**194**

まとめノート⑩……**211**

まとめノート⑪……**239**

装丁・本文デザイン●デザインワークショップジン

第 **1** 章

感染症を
楽しく学ぼう!

1 なんで感染症っていえるの？
感染を考えるとき

> 28歳男性．昨夜から発熱があったため来院した．2日前から鼻水，喉の痛み，咳が続いている．既往には虫垂炎の手術歴あり．
>
> バイタルサイン：意識清明，BT 37.8℃，BP 128/64 mmHg，PR 102/min・整，RR 16/min，SpO$_2$ 98%（r.a.）

読者の皆さんのなかには，まだ臨床経験がほとんどない方もいるでしょう．それを承知で当直医になりきって欲しいと思います．1人ひとり考え方のプロセスは違うと思いますが，国試みたいに5択で出してみるので，一番近いと感じたものを選んでみてください．

a．　ま，風邪っしょ！
b．　肺炎は否定できない．胸部X線をみよう．
c．　髄膜炎，急性喉頭蓋炎など恐い疾患かも……．
d．　stump appendicitis！
e．　とりあえず，上級医コンサルト．

さーて，どれを選んだでしょうか？（^^）

答え合わせに行く前に1つ．そもそもですが，なぜ今回の患者さんを「感染症」と考えたのでしょう？

発熱しているから…？
若い人だから…？

本書が感染症の本だから…？

診断学の本を開いてみると，「発熱」に関しては①感染症，②悪性腫瘍，③膠原病，④薬剤熱の4つを考えよう！ という記述をみかけます．これを知っている人は，「私は5つの選択肢どれも当てはまらないなぁ〜」と感じたかもしれません．内服薬も不明ですし，膠原病や悪性腫瘍の可能性も残ります．

しかし，上記は間違いなく感染症を考える場面です．もちろん，腫瘍熱や膠原病の可能性がないといえるわけじゃありませんよ？　でも，この段階で疑うのは不要なのです．

急性の発熱ときたら感染症から考えるのが王道です．上記の鑑別はどちらかというと「不明熱」などダラダラ続く熱のときに有用な鑑別方法なのです．皆さんも熱が出て近くの病院を受診したことがあると思いますが，膠原病や悪性腫瘍の検査なんてされたことないでしょう？　急性の発熱をみたら，まずは感染症から考える．この癖をつけることが，国試から臨床の考え方への架け橋となります．

　急性の発熱→まずは感染症から考える！

さて，いよいよ答え合わせにいきます．1つずつみていきましょう．aは直感的ですね．素人でもそう考えるわ！ って感じです（笑）．bは慎重派．cはもっと慎重派．働き始めてストレスを溜めすぎないように（^^;)．dを知っている人は相当勉強していますね〜〜．ただ，頭でっか……ゴホン．少し考え過ぎかもしれません．eは個人的には好き（笑）！ でも，優しいオーベンばっかりじゃないからなぁ〜〜．

って……答えないじゃん！！　出だしから，この本大丈夫？　って感じ？？

でもね，答えなんて**はじめからない**んです．国試と違って，臨床において答えは返ってきません．じゃあ，私はどう考えるのかというと…

ほぼ a で決まりです．

「素人！」って罵声が飛んできそうですが，おそらく臨床やっている先生の意見はほぼ一致すると思います．
　正確に表現するなら，a が 99％，b，c，d が合わせて 1％，e は相談できるだけうらやましい……という割合です．逆にいうなら，b，c，d の可能性を見逃さないために診察しているといってもいいかもしれません．

　学問的な側面から医療をみてきた皆さんにとっては，なんだかモヤモヤした答えに感じたかもしれませんが，おそらく本書を読み終わったときには経験をせずとも，この感覚が身についていることだと思います（もちろん，学問的な側面も身につきます）．簡潔にまとめると，**国試では best な答えを，臨床では better な答えを出す**ことが求められるのです．

　いきなり臨床的な側面から始まってびっくりしたかもしれませんが，『わかる抗菌薬』（以下『わかる』編）で学んだ皆さんの知識を，ようやく臨床で使える知識に昇華させることができると著者はワクワクして仕方がないところです（笑）．今まで無味乾燥な暗記になりがちだった「感染症」という分野ですが，研修医はもちろん，ずっと使える「**基本**」を身につけられるように作成しました．そして，なにより楽しく読める本になっています．初めからすべてを覚えようとはせず，まずはスラスラ読んで感染症の世界に触れてみてください．ここに書いてあることが完璧になれば，専門書もドンッと来いって感じになれることを保証しますよ！（^^）

第1章 感染症を楽しく学ぼう！

2 感染症の書籍について
天沢ヒロの想い

　まず，最初に天沢論を聞いてください（私の意見なんて聞きたくないという人は，飛ばしてください！ 笑）．

　『わかる』編をコツコツ読んでくれたであろう皆さんには大変申し訳ないのですが，私としては『使いこなす抗菌薬』（以下『使いこなす』編）の内容をメインに書きたかったのです．しかし，感染症の基本のキすら知らなければ，ほかの専門書を読むときみたいにチンプンカンプンで嫌になってしまう懸念がありました．かといって，丁寧に細かく書けば書くほど感染症が苦手な人のやる気を削り，基本ばかりを書けば書くほど感染症が得意な人の興味を失ってしまう．そこで，まずは皆さんとの共通言語を会得するために『わかる』編を仕上げました．そのため，ここからがいよいよ本番です！（笑）．

　感染症の本ってほかの内科系の本と比べると，圧倒的に初期研修医向けの本が多いことにお気づきでしょうか．それでも，学生・研修医の皆さんが本当に望んでいる答えはなかなか見つけられていないのではないかなと思います．初めはどうしても国試と臨床のギャップが大き過ぎて，ついていけずに終わることが多いです（私も最初はそうでした）．

　どうしても，その開きをなくしたい！ 専門書をスラスラ読めるようになって欲しい！！ そのためには，国試から臨床につながる架け橋みたいな本が必要だと感じ，日に日にその思いは強くなっていきました．学生時代に学んだ知識をいかに臨床につなげるかというのは，医学部に入った頃からずっと考えていたことであり，その思いは学生時代から今日まで1日たりとも途絶えたことはありません．

そんな私が本当に皆さんに伝えたいこと．それは，「臨床って面白い！」という想い．そして「面白い！」と心の底から感じるためには，勉強をするしかありません．勉強するには専門書を読むしかない．専門書を読むためには基礎力をつけなければならない！　そのために本書が入口になれれば幸いだと思っています．

　「面白い！」「患者さんの役に立つ！」というところまでたどり着く道のりは長く感じるかもしれませんが，研修医の段階でも十分感じることができるのが「抗菌薬」です．
　注意したいのは，いきなり発展問題に挑戦しようとしないこと．難しいことをするのは上級医・専門医の仕事です．研修医が終わるまでに基礎力をどれだけつけられるかが，皆さんのその後の医師人生を決めてしまうといっても過言ではないでしょう．

　ぜひ，勉強したことを活かして「臨床って面白いなぁ！」と思って欲しい．そんな瞬間を1回でも多く味わってもらうよう，本書でお手伝いできればと思っています．

第1章│感染症を楽しく学ぼう！

3 グラム染色について
もう1つ天沢ヒロが想うこと

　感染症の本を開くと必ず出てくるのが「グラム染色」です．これについては，本書の『わかる』編でも取り扱いましたね．

　グラム染色の意義としては，簡便・非侵襲的でありながら，臨床的な推測を裏付ける，起因菌を推定できる，効果判定にも使えるなど色々な用途が挙げられます．感染症を制するためには，感染臓器の特定と微生物の推定が鍵になりますから，どちらにも役立つグラム染色は強力な武器の1つなのです．

　しかし，感染症の本にこれだけ「グラム染色」と書かれているにもかかわらず，実際にはあまり浸透していないのが現実です．自分で染めない医師のほうが圧倒的に多いし，専門医の考えと非専門医の考えには大きな乖離があるように感じます．

　著者としては，グラム染色はエコーみたいなもの，という認識です．

　尿管結石におけるエコー，急性虫垂炎におけるエコー，気胸におけるエコー．非侵襲的で，見つけられればラッキー．見つけられなくても否定はできない．やったほうがいいに決まっているけれど，施行者の技術による差が大きい．グラム染色の場合はあまり技術的な側面はないかもしれないけれど，施設ごとの閾値が違ったりしますよね（例えば，専用の部屋があるかどうかなど）．

　昔話を1つ．研修医の頃，とある偉い感染症専門医の先生が

7

「グラム染色しないやつは感染症に携わる権利はない！」
「患者さんのためにできることはすべてやるべき」

　と仰られており，そんな先生の診療を見学させていただくという貴重な機会に恵まれました．

　事件（！）が起きたのは，その先生が胆石発作疑いの患者さんを診察したときです．私自身は，肝胆道系疾患を精査するうえで，腹部エコーは簡便かつ低侵襲で外してはならない検査だと，口すっぱく上級医に教えられていました．しかしその先生は，問診・身体所見→血液検査→腹部 CT と，エコーは skip．

　なぜエコーをしないのか尋ねると「専門じゃないからだよ」との回答．個人的にすごくショックでした……．「患者さんのためにできることはすべてやるべき」というポリシーが一貫しているように思えず，なんだ，結局自分の専門領域に限った話なのかと，やや失望してしまった記憶があります．

　いや，わかってはいるんです．全分野を 1 人の人間が網羅するなんてことは絶対にできない．だからこそ，専門領域が存在するわけだし，そうあるべきだとも思います．ですが，グラム染色を普遍化しようとしている人が，専門外とはいえ，簡便＆非侵襲的であるエコーを使わないというのは，どうも説得力に欠けるような気がしたのです．

　あまりネガティブなことは書きたくありませんが，要はなにがいいたいかというと，専門書に書いてあることが非専門医にとって絶対ではないということです．グラム染色したほうが自分の診療の幅が広がるとは思いますが，「グラム染色しないやつは感染症に携わる権利はない！」とは思いませんし，グラム染色をできない環境で働くことも大いにあると思います．また，感染症の先生から怒られるからという理由でなんでもかんでも

8

第1章 | 感染症を楽しく学ぼう！

染めるのはやめましょう．どんな検査でもそうですが，**その検査を行うことでアウトプットが変わる場合にすべき**なのです．

　グラム染色は絶対ではない，でもあればけっこー役に立つ．そんな感覚を持って本書を学んでいただければと思います．次の章からは，もうすぐ研修医になるまなぶ君との対話形式になっています．なので，読者の方々も一緒に考えながら読み進めていってください．まなぶ君，よろしくお願いいたします．

まなぶ　緊張しますね（笑）．よろしくお願いします！

第 **2** 章

グラム染色で分ける
細菌のアレコレ

1 グラム染色での鑑別が鍵となる！
グラム陽性球菌

> 生来健康な34歳男性．3日前からの発熱，咳，鼻水，咽頭痛を主訴に来院した．バイタルはBT 37.6℃，BP 150/87 mmHg，PR 87回/min，SpO₂ 96%（r.a.），RR 14回/min．

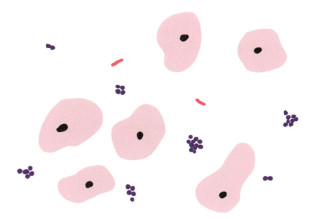

図 2-1　まなぶ君が染めた痰

まなぶ　先生！　喀痰が採れたので，さっそく染めてみました（図2-1）！　紫色の丸い菌なので……グラム陽性球菌（GPC）ですね！

天沢　おっ！　早速グラム染色していますね．素直さは学ぶうえで欠かせない資質です．さて，どんな菌を推定すればよいでしょう？

まなぶ　えーっと，グラム陽性球菌といえば……ブドウ球菌，レンサ球菌，

第2章｜グラム染色で分ける細菌のアレコレ

腸球菌の 3 つですね！

> 重要 👆 **グラム陽性球菌といえば 3 つ**
>
> （1）*Staphylococcus*
> （2）*Streptococcus*
> （3）*Enterococcus*

天沢 素晴らしい！ よく勉強していますね.

まなぶ えへへ……『わかる』編 3 周はしましたから！

天沢 おお, 頼もしい！ では, この菌はどの菌でしょうか？

まなぶ ……生来健康なので, 腸球菌じゃないと思います.

天沢 患者背景を考慮したのは, 素晴らしいですね. あともう一歩です. どんな検査もそうなのですが, 必ず事前に結果を予測する癖をつけておくことが大切です. 検査が絶対に正しいわけではないですし, error が生じたときに正しくアセスメントできなくなってしまいます.

まなぶ 発熱＋咳から肺炎を疑いました. 肺炎の 6 大起因菌といえば, 肺炎球菌, インフルエンザ桿菌, モラクセラ・カタラーリス, マイコプラズマ, レジオネラ, クラミジアですよね. このなかでグラム陽性球菌は……あ, 肺炎球菌だけだ！

天沢 6 大起因菌がスラスラでてきたのはいいですね.

まなぶ あれ？ でも, 黄色ブドウ球菌はなんでもありですし, A 群 β 溶連菌や腸球菌も成書をみると肺炎の起因菌になるって書いてありますよ…….

天沢 振り出しに戻ってしまいましたね（笑）. 基本的に, 黄色ブドウ

13

球菌はこんなに生易しい経過をたどりません．もし，本当に黄色ブドウ球菌が原因の肺炎を起こしているとしたら，膿胸を形成したりなど，もう少し派手な症状を呈するのが典型的です．また，健常者に起こることは稀で，DM・肝硬変など基礎疾患のある人，気管挿管後，インフルエンザ後などで考慮すべき起因菌です．今回はいずれもなく，考えにくい．

まなぶ 黄ブはしつこい菌でしたもんね．でも，A 群 β 溶連菌や腸球菌はどうでしょう？

天沢 たしかに，成書をみると「腸球菌も肺炎の起因菌になる」と書いてありますね．ですが，6 大起因菌と同等に扱ってはいけません．基本的に腸球菌は院内感染の菌であり，まなぶ君がさっき自分でいっていたように，生来健康な人にまず考慮する起因菌ではないですね．A 群 β 溶連菌も成書をみると肺炎の起因菌として載っていますが，臨床的に A 群 β 溶連菌が肺炎の原因になることはかなり稀です．

まなぶ そっかぁ！！

天沢 ま，でも絶対じゃないっていうのが気持ち悪いよね（笑）．そしたら，グラム陽性球菌の形から起因菌を確認するという作業を行いましょう．小さいながら，細菌もそれぞれ個々のルックスをもっています．細菌を見分けたいときこそ，グラム染色の出番なのです．

ブドウ球菌はグラム染色でどうみえる？

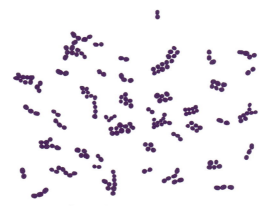

図 2-2　ブドウ球菌

- **天沢**　ブドウ球菌は上のイラストのようにみえるのが特徴です（図2-2）.

- **まなぶ**　いわゆる，<u>ぶどうみたいに集簇している</u>ってやつですね．

- **天沢**　そうです．ところでブドウ球菌は大きく2種類に分けられたと思いますが，これはどちらですか？

- **まなぶ**　えーと，黄色ブドウ球菌とCNSの2つでしたよね．んーー……わかりません（汗）.

- **天沢**　正解です．

- **まなぶ**　へ？

- **天沢**　正解は「わからない」．グラム染色で黄色ブドウ球菌とCNSの区別はつけられません．よく知っていましたね！

- **まなぶ**　（たまたまですけど～～^^;）

集簇のある GPC → 黄ブか CNS かは総合的に判断しよう！

天沢 しかし，喀痰から出た GPC の場合，CNS を想定することはまずありません．

まなぶ あの〜〜そもそも疑問なんですけど，黄色ブドウ球菌と CNS って分ける意味あるんですか？

天沢 お！ たしかにその視点が抜けていましたね．分ける理由は，<u>抗菌薬の選択が変わる</u>から．CNS は<u>ペニシリン系耐性が多い</u>ので，最初からバンコマイシン（VCM）で治療したほうがいいです．

まなぶ あれ？ でも，黄色ブドウ球菌だって MRSA がありますよね．

天沢 そうだね．MSSA か MRSA かというのは，当然形からじゃわからない．だから，万全を期す状況なら MRSA として VCM で治療するけれど，待てそうな状況なら MSSA として治療をします．CNS も同様にしたいところだけど，本物の CNS 感染はたいてい重症の人に感染するので，耐性の割合が多いことを考慮するとやっぱり VCM なんだよね．

まなぶ 勉強になります！ 話は戻りますが，集簇のあるグラム陽性球菌をみたら，ブドウ球菌かどうかはわかるってことですよね？ グラム染色ってやっぱりすごいですねー！ これなら僕にもできそうな気がします．

天沢 それはよかった（^^;）．どんなことでも，<u>「自分にもできるかも！」</u>と思えることがまず第一歩です．

注文カード

貴店名

注文数	冊

医学書院

《Essence for Resident》
使いこなす抗菌薬

天沢 ヒロ

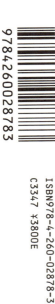

9784260028783

ISBN978-4-260-02878-3
C3347 ¥3800E

定価
4,180円（10%税込）
（本体3,800円）

医学書院売上カード

医学書院

《Essence for Resident》
使いこなす抗菌薬

天沢 ヒロ

ISBN978-4-260-02878-3 C3347 ¥3800E

定価
4,180円（10%税込）
（本体3,800円）

9784260028783

1923347038002

第2章｜グラム染色で分ける細菌のアレコレ

ブドウ球菌について

天沢 ところで，黄色ブドウ球菌が起こす感染症って覚えていますか？

まなぶ （あれ？　覚えなくていいっていってなかったっけ？）すみません，覚えていません．

天沢 そう，覚えなくて OK です．ただ，あらゆる臓器に感染し，非常にしぶとい菌であると『わかる』編でいいましたね．脳なら髄膜炎，心臓なら感染性心内膜炎，肺なら肺炎，骨なら骨髄炎，腸管なら腸管感染症，皮膚なら皮膚・軟部組織感染症と，それぞれの臓器ごとに1つくらい疾患がいえればよいと思います．ただ単に羅列して覚えようとするのはつらいですからね．

まなぶ 逆にいえば，どんなときも黄色ブドウ球菌は考慮しておいたほうがいいともいえそうですね！

天沢 そうですね！ 抗菌薬の選択が変わってくるのはもちろん，黄色ブドウ球菌が起因菌の場合は，通常の細菌よりも長期的な治療が必要であることも注目すべき点ですよ．

まなぶ 先生が仰っていた「あらゆる臓器に感染し，非常にしぶとい菌である」の本当の意味がわかった気がします（^^）．

天沢 うんうん．せっかくだから，勉強熱心なまなぶ君にもう1つアドバイスしておこう．混乱するといけないと思ったからあえて初めはいわなかったけど，喀痰培養から黄色ブドウ球菌が出た場合は要注意ね．というのも，定着菌の可能性が高いから．

まなぶ ほえ？ つまり，細菌がいる≠悪さをしている，ということですか？

天沢 そうそう！ 曝露しやすいわれわれ医療者なんかは特にですけど，

17

喀痰から黄色ブドウ球菌がたまたま出ることはあります．でも，症状がなければ治療対象にはなりえません．たとえ，MRSA だったとしても抗菌薬は不要です．やはりどんなときも，臨床症状と合わせて考えるというのが重要なので，予測せずに検査結果だけをみると大きな失敗をします．

まなぶ ちょっと混乱してきちゃいました（汗）．確認させてください．臨床症状から菌を予測しつつグラム染色を行う．もし，集簇のあるグラム陽性球菌をみたら，黄色ブドウ球菌か CNS であり，予測していた内容と照らしあわせて菌に合わせた抗菌薬治療を行う．それから，喀痰培養でたまたま出た黄色ブドウ球菌は定着菌である可能性が高いから放置でいいけど，黄色ブドウ球菌を予測したうえで喀痰培養から生えた場合は治療対象となりうる．ということでいいですか？

天沢 excellent！！　ちなみに黄色ブドウ球菌のうちペニシリン系耐性である確率は 40％といわれていて，CNS のうちペニシリン系耐性である確率は 60％といわれているよ．なんとなく覚えやすくない？

まなぶ 合わせて 100％！（笑）

天沢 ちなみにペニシリン系に耐性の CNS を MRCNS なんて略したりもします．余裕があったら覚えておいてください．

CNS（Coagulase-Negative *Staphylococci*）について

まなぶ そんな CNS といえば，コンタミの菌ですよね．

天沢 そうでしたね．ほとんどはコンタミとして見かける菌です．しかし，なかには本物もある．この菌はカテ感染（CRBSI）や尿路感

第2章│グラム染色で分ける細菌のアレコレ

染症の原因になることがあります.

まなぶ 偽物の場合もあるし,本物の場合もある……．ややこしいなぁ.

天沢 血液培養は,2か所（計4本）から採るのが基本です．なぜ2か所から採るのかという1つの理由に,<u>コンタミかどうかの判断に使える</u>というのが挙げられます．例えば,CNSが1/4程度で細菌感染が疑わしくない状況ならば,コンタミでしょ！といえますが,CNSが4/4程度でガッツリ生えている＋カテ感染 or 尿路感染症が focus として考えられるとなれば,本物でしょ！といえます．つまり,結果だけでは……

まなぶ つまり,結果だけではなく,臨床所見と合わせて考えなければならない！……ですよね？

天沢 う……うん,正解．まなぶ君も少し医者っぽくみえてきたよ（笑）.

まなぶ えへへ……．あ,そうだ！　この間,病院実習で救命科をまわっていたんですけど,臨床所見を無視する上級医がいたんですよ（怒）！　担当患者さんのことで「カテーテルが入っている患者さんでは,常にカテ感染を忘れるな！」ってみんなの前でめちゃめちゃ怒られたんです．たしかに発熱はしていたんですけど,刺入部の発赤・腫脹がないので,カテ感染を積極的に疑うとは言えないと思うんですよ……ほかに focus となる所見もなかったから,カテ感染のせいにしたくなるのはわからなくもないですけどね…….

天沢 ふーん．それで,結局どうなったの？

まなぶ 入っていたカテーテルを抜いて,VCM を開始していました．結局よくなったからいいものの,いい加減ですよね（怒）.

天沢 血液培養は採った？

19

まなぶ え，採っていましたよ．結局，CNS が生えてきたので「ププッ，コンタミ！」と心のなかで笑ってやりましたよ．でも，今考えれば尿路感染症だったのかなぁ．

天沢 おそらく，コンタミでも尿路感染症でもなく，カテ感染だったと思うよ．

まなぶ えええええええええ！？　先生が前からいっている「臨床所見と合わせてうんちゃら」って理論はどこにいっちゃったんですか！？（怒）

天沢 いやいや．臨床所見と合わせて考えるのはどんなときもすごく大切ですよ．今回のケースでもね．カテ感染の主な起因菌ってなんでしたっけ？

まなぶ えーっと，黄色ブドウ球菌と CNS の 2 つです．

天沢 そうそう．グラム染色では区別できない 2 つだね．刺入部の発赤・腫脹っていうのは，そもそもどこの感染かな？

まなぶ ん？　皮膚？？

天沢 このうち皮膚軟部組織感染症の起因菌となるのはどっちかな？

まなぶ あっ！　黄色ブドウ球菌だ！　CNS はカテ感染と尿路感染症の 2 つ．

天沢 もうわかったよね．たしかに黄色ブドウ球菌が原因で起こるカテ感染では刺入部の発赤・腫脹は重要な所見になりうるけど，皮膚軟部組織感染症の原因にならない CNS では，刺入部の発赤・腫脹を欠くことが多い．もちろん，これが絶対ではないけれども，少なくとも刺入部の発赤・腫脹がない→カテ感染を否定というのは成り立たないことには，注意が必要だね．カテ感染は名前で誤解しやすいけど，血流感染が主体の疾患です．努力賞！ をあげ

20

たいところだけど，今回は残念賞かな〜．知識をもつとどうしても自分が正しく感じるときがあるけど，人を否定するような態度をとった瞬間にその人の成長はそこでおしまい．だれも教えてくれなくなってしまいますよ．人を批判するってなにひとついいことがない．

まなぶ ……すみません．

天沢 物事には必ず理由があります．どんなときも謙虚に学ぶ姿勢を忘れずにいるのが成長のコツですよ．少なくとも，私は常に気をつけています．今回の失敗はまなぶ君にとって手痛かったかもしれませんが，二度と同じ間違いはしないでしょう．一般的に，若いうちの失敗はたくさんしたほうがいいともいいますしね．同じ失敗さえしなければOKです．さ，気を取り直して次にいきましょう！

まなぶ 先生（涙）．

point
刺入部の発赤・腫脹がある→カテ感染を疑う
（※逆は成り立たない）

黄色ブドウ球菌に対する抗菌薬

まなぶ ぐすっ……．

天沢 （落ち込んでいるな〜〜）．復習ですが，MSSAに対する第1選択薬は？

まなぶ ……セファゾリン（CEZ）．

天沢 さすが！　MRSAに対する第1選択薬は？

まなぶ バンコマイシン（VCM）．

天沢 よく勉強しているじゃないですか．『わかる』編をしっかり読み込んでくれた証ですね！

まなぶ えへへ……．やっぱりわかってくれます？　僕って天才かも．

天沢 ははは（立ち直り早いな）．

レンサ球菌はグラム染色でどうみえる？

天沢 その名のとおり，連鎖を形成するのがストレプトコッカス群です．そのなかでも，双球菌であれば肺炎球菌の可能性が高いということは覚えておいてください．グラム染色が最も威力を発揮する1つであり，その見極めは必ず身につけておきたいところです（図2-3, 2-4）．

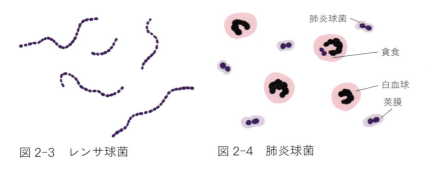

図2-3　レンサ球菌　　　図2-4　肺炎球菌

まなぶ レンサ球菌といえば，次の3つでしたね．

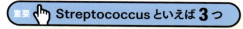

- （1）A群β溶連菌
- （2）肺炎球菌
- （3）緑色レンサ球菌

A群β溶連菌について

天沢　急性咽頭炎の代表的な菌ですね．本書ではもう少し細かくみていきましょう．A群β溶連菌はほかに壊死性筋膜炎や丹毒など，皮膚軟部組織感染症の原因にもなります．

まなぶ　壊死性筋膜炎ってなんですか？

天沢　致死的な疾患の1つで，急激に進行するこわーい疾患です．初期症状として，めちゃくちゃ痛がっているのに皮膚所見に乏しいというのが特徴で，デブリードマンと抗菌薬をいかに早く開始できるかが，救命しうるかどうかの分かれ道になります．

まなぶ　((((;ﾟДﾟ))))

天沢　壊死性筋膜炎はA群β溶連菌以外に，黄色ブドウ球菌や嫌気性菌も原因菌になるため，すべてを確実にカバーする必要があります．そのため，カルバペネム系を最初から使用したほうがよい数少ない疾患の1つになります．もちろん，原因菌がわかればそれに対応する抗菌薬に変更してOKですけどね．

まなぶ　見逃し厳禁ですね（汗）．

天沢　それから，国試的にも有名ですが，A群β溶連菌はリウマチ熱や急性糸球体腎炎（PSAGN）を続発することがあります．前者は

弁破壊により弁膜症（MS など）を起こし，後者は蛋白尿，血尿がじゃんじゃん出てネフローゼ症候群を起こします．A 群 β 溶連菌と診断したあとは，発熱や浮腫に十分注意しておくべきでしょう．

まなぶ はぁい！

肺炎球菌について

天沢 臨床的には非常に common な細菌です．さて，どんな疾患を起こすか覚えていますか？

まなぶ 「横隔膜より上の臓器に感染を起こす」でしたね！　頭なら髄膜炎，耳なら中耳炎，鼻なら副鼻腔炎，肺なら肺炎を起こします！

天沢 素晴らしい！

まなぶ もう感染症はマスターしました（ドヤッ）．

天沢 （すぐ調子にのるな〜）．……さて，肺炎球菌ついでに，肺炎について step up していこうかと思います．

まなぶ ぜひ！

天沢 肺炎と診断し，その原因菌を推定するためにはどんな手段がありますか？

まなぶ グラム染色（＋喀痰培養）と血液培養．基本中の基本ですね！

天沢 血液培養についてはたとえ採ったとしても，結果が出るまで数日はかかるから，初診時の抗菌薬選択にかかわるのは喀痰のグラム染色になりますね．ところで，まなぶ君は喀痰って出したことあるかな？

第2章 | グラム染色で分ける細菌のアレコレ

まなぶ いや，健康だけが取り柄なのでさすがにないですねー．あ，でもうちのおばあちゃんが「カァーペッ」ってやっているのは何度かみたことありますよ．

天沢 うんうん．喀痰出して！っていわれても実際はけっこー難しいよね（^^;）．臨床でも同じで，きちんと喀痰を出せないことのほうが多いです．なんとか出してもらっても，ツバだけのことも多く，実際には1/4程度しか使い物にならないといわれています．

まなぶ な,,, なんと！

天沢 「喀痰が出るのをのんびり待って治療が遅れてしまうのでは元も子もない！ さっさと抗菌薬を始めたほうがいい」という専門家もいるくらいです．

まなぶ へぇ！ 教科書（理想）と臨床（現実）は違うんですね～．

天沢 なので，採れるに越したことはないけど，グラム染色を盲信しすぎるのは禁物．感染症科の先生にいったら怒られそうだけど，採れたらラッキー！くらいのスタンスのほうがいいと個人的には思う．もし採るのが難しそうなら，肺炎の標準的治療（ABPC/SBTやCTRX）に則っておけばOK．まなぶ君のおばあちゃんはきちんと出せそうだけどね（笑）．

まなぶ はは！ そもそも，うちのおばあちゃんは病気にならないですよ（笑）．ところで，ダメな痰ってどうやって見分ければいいんですか？

天沢 お，いい質問！ 慣れてくるとだいたいMacro（見た目）でわかるようになってきます．白色で泡々のものは「唾痰だな～」ってちょっとテンション下がります（笑）．Micro（顕微鏡）で判断するときは，低倍率で扁平上皮がたくさん見えたらOUTと判定します．もし，それで評価してしまうと，口腔内常在菌を原因

25

菌と勘違いしてしまい，誤ったアセスメントになってしまうでしょう．

まなぶ 具体的にどれくらい見えたら OUT なんですか？

天沢 定義としては，扁平上皮が1視野（40倍視野）で25個以上みえるとイマイチといわれています．慣れてくるといちいち数えたりはしませんけどね．まなぶ君が最初に採ってくれたグラム染色（図2-1）を見返してみてください（→ 12頁）．細菌っぽいのはたしかに見えますが，扁平上皮も多いのでこれは不適切検体といえます（みえたのは口腔内常在菌）．

まなぶ がーん（T_T）．

天沢 ま，最初はそんなものですよ（笑）．たくさん染めないとうまくなりません．逆に，扁平上皮が少なく白血球が多い検体は非常によい（評価に値する）といえます．

point 扁平上皮が多い痰 → 評価に値しないため参考にしない！

まなぶ 理想どおり（教科書どおり）にはいかないんですね〜．

天沢 残念ながらね…．「肺炎かも！→グラム染色」っていう手順は，研修医の先生はよくできるんだけど，採れないこともあるっていう現実的な面も知っておかないと，働き始めてから理想と現実のギャップに苦しむかも．

まなぶ 何時間も患者さんを待たせたあげく，ダメな痰だったときの絶望感はすごそう（汗）．

天沢 それね．でも，真面目な研修医の先生ほどよくやってしまう気が

第2章│グラム染色で分ける細菌のアレコレ

するな〜．よく勉強している証拠なんだけどね．さらに追い打ち
をかけるようで申し訳ないけど，肺炎の初期は乾性咳嗽が多いの
で，喀痰が取りにくいっていう……．

まなぶ　ひえー．グラム染色の negative campaign ですか（笑）！？
そうするとグラム染色はもはや参考所見程度ですかね．広域抗菌
薬でとりあえず治療して，血液培養の結果が出てから狭いスペク
トラムの抗菌薬に変更するしかないか……．

天沢　ブッブー．それでも可能な限り，グラム染色をしましょう！　そ
もそも，血液培養は肺炎において5〜10％程度しか陽性になり
ません．だから，喀痰のほうが役に立つことが圧倒的に多いです．
場合によっては，血液培養は採らなくてもいいといわれているく
らい．

まなぶ　おお，過激！

天沢　その代わり，評価に値する喀痰が出ていることが必須条件だけど
ね．あと，グラム染色は効果判定にも使えます．抗菌薬を開始し

column

肺炎に対する血液培養の有用性

　肺炎において血液培養は全例必要ではありません．肺炎における血液
培養はやや特殊な起因菌を想定するときに，非常に威力を発揮します．
そのため，呼吸器疾患の既往，免疫不全者，施設入居などの
background がある人には重要なわけです．また，入院レベルの場合も
採っておいたほうが無難といえます．
　まとめると，ハイリスク患者や入院が必要な肺炎なら血液培養は必
要ってこと．感染症科の先生に怒られるから……といって，なんでもか
んでも血液培養を採るのは今日で終わり！？

て3日くらいするとだいたいよくなるんだけど，炎症反応（WBC，CRP）や胸部X線（浸潤影）は遅れて反応することが多いのです．治療効果を最もパラレルに反映するのは患者さんの自覚症状で，次点の指標としてグラム染色で菌が消えていることが挙げられます．

まなぶ　なるほど！　そうすると，自覚症状が改善していてグラム染色で菌がいなければ，胸部X線で浸潤影が残っていてもいいってことですか？

天沢　採血，胸部X線は炎症を反映しているだけなので，炎症の治りが悪い場合には所見は必然的に残ります．細菌の問題と炎症の問題は切り離して考えなくてはいけません．これは肺炎に限らず，どんな感染症でも一緒．ただ，細菌がいなくなれば炎症が落ち着いてくるのが道理ではあるので，採血，胸部X線のフォローで悪化するようであれば，ほかの可能性を考えるキッカケにはなります．

まなぶ　なるほど．治療効果判定にも使えるとなると，やっぱりグラム染色は大事なんですね．なんとか喀痰を採る方法ってないですかね？

天沢　一応ありますよ．3％食塩水を吸入してもらうと，喀痰を出しやすくなります．

まなぶ　しょっぱいもので喉を刺激する戦法ですか！　面白いなぁ～～（笑）．あと先生，最後にもう1つだけ質問いいですか？　教科書をみると尿中抗原もよくでてくるんですけど，実際どうなんですか？

天沢　尿中抗原は肺炎球菌とレジオネラ菌（Ⅰ型のみ）の2つを検出します．しかし，その解釈には注意が必要で，陽性ならそうである可能性が高いですが，陰性の場合は否定に使えません．また，

陽性の場合もいくつか注意が必要で，肺炎球菌では1週間以内のワクチン接種や数か月以内のこれへの感染があった場合に偽陽性になってしまいます．

まなぶ つまり，陽性の場合には意味をなすけど，病歴聴取（ワクチン接種歴や既往）をしっかりしないといけないということですね．それを加味するとやはり，肺炎の治療方針の鍵は「良質な喀痰が採れるか」にかかっているわけですね！

天沢 そうですね．ただ，レジオネラの場合は尿中抗原が大事です．非特異的な症状（下痢や低 Na 血症など）も多いですし，特殊な染色や培養が必要ですから．実際，尿中抗原がキッカケになって見つかることが多いんですよ．

緑色レンサ球菌について

天沢 どんな疾患を起こす菌だったか覚えていますか？

まなぶ もちろん！ 感染性心内膜炎の起因菌ですよね．

天沢 素晴らしい！ 緑色レンサ球菌はペニシリン系への感受性がほぼ100％に近いため，比較的予後は良好です．感染性心内膜炎は致死的な感染症の1つですが，この菌だと少しだけ安心できます．

腸球菌について

天沢 腸球菌は主に2種類に大別できます.

重要 👆 *Enterococcus* といえば**2**つ

(1) *E. faecalis*
(2) *E. faecium*

天沢 なぜ分ける必要があるのか，というのが重要です．この「なぜ」が抜けると，つまらない暗記で終わっちゃうからね（笑）．これらの違いはズバリ「耐性」の違いです．*E. faecalis* は腸球菌全体の80％近くを占めて，抗菌薬の感受性が良好のことが多い．対して，*E. faecium* は全体の20％程度しかないけれど，ペニシリン系に耐性のことが多い．

まなぶ なるほど．ということは *E. faecium* はちょっと厄介！ って覚えておけばいいですか？

天沢 お，シンプルでいいね．ほかの覚え方としては，*E. faecalis* の最後が「s」だから，sensitive の s で覚えちゃってもいいかも．

---

column

VREってなに？

VRSA のようにバンコマイシン耐性の腸球菌を VRE といいます．Vancomycin Resistant *Enterococcus* の略です．日本では稀ですが，バンコマイシン＝グラム陽性菌にはなんでも効く，という過信は危険です．

まなぶ わ，それ覚えやすいです！

天沢 それから，腸球菌全体にいえることなんだけれど，セフェム系にはほぼ耐性を示すんだ．だから，腸球菌が考慮される状況（免疫不全者の尿路感染症や感染性心内膜炎など）では，セフェム系の選択はダメ．これはすごく大切なことなので，必ず覚えておいてください．

 腸球菌→セフェム系が効かない！

腸球菌はグラム染色でどうみえる？

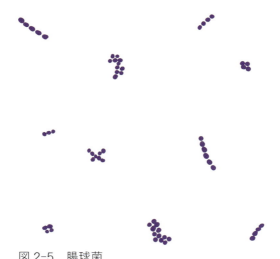

図 2-5　腸球菌

天沢 連鎖＋集簇がみえますね（図 2-5）．ちょうど，スタフィロコッ

カスとストレプトコッカスの両方の特徴を併せたようにみえるのがポイントです．集簇を見つけると黄色ブドウ球菌に飛びつきたくなりますが，鑑別をして下さい．患者背景や感染臓器で腸球菌を考慮すべきかどうかを考えるのはもちろんですが，グラム染色だけでいえば集簇している菌と菌の間に比較的隙間が開いているのが鑑別点になります．それからレンサ球菌と比べると少し短め（short chain）ですね．

まなぶ　へぇ～．グラム染色でそこまでわかるんですね．

point　腸球菌の見た目→（集簇）隙間あり＋（連鎖）short chain

天沢　ただ，実際は定着菌も多く，グラム染色だけで抗菌薬投与の判断基準にはなりません．やっぱり臨床像と照らし合わせることが重要なんですよ．

重要　腸球菌が起こす代表的疾患 3 つ

（1）尿路感染症
（2）腹腔内感染症
（3）感染性心内膜炎

まなぶ　グラム陽性球菌だけでも，学び直すことがまだまだこんなにあったんですね！！　でも，案外スイスイ進んでこれた気がします．

天沢　それはやっぱり，基本をしっかり固めたまなぶ君の努力の賜物ですよ．基礎がないのに，最新の論文の知識とか専門書とかを読んでも上っ面の知識にしかなりません．まだまだ学ぶことはたくさんあります．しかし，焦らず1歩1歩確実に進んでいきましょ

う．基本を疎かにしなければ，例外なく誰でもできるようになることを保証しますよ！

まなぶ はい！

天沢 グラム陽性球菌は基本中の基本であり，同時にグラム染色が非常に威力を発揮するところでもあります．だからこそ，しっかり掘り下げて学んできました．新たな知識を得たところも多くあったことでしょう．なので，もう1度赤文字もしくは下線を引いているところだけでもいいので，復習しておいてくださいね．先に進むだけでなく，しっかり振り返って復習することも非常に重要なことだと思います．

まなぶ わかりました！ ついでに，『わかる』編も復習しておこーっと！

まなぶ君のまとめノート

- ☐ 生来健康な人の肺炎において，喀痰でグラム陽性菌をみたら肺炎球菌を考える
- ☐ 黄色ブドウ球菌，CNS はグラム染色で集簇を認める
- ☐ 肺炎球菌はグラム染色で双球菌として認める
- ☐ 腸球菌はグラム染色で集簇と連鎖を認める
- ☐ CNS はコンタミが多いが，カテ感染と尿路感染症の原因になる
- ☐ 無症状の人の喀痰培養で MRSA を認めたら経過観察が基本である
- ☐ 初期の壊死性筋膜炎の特徴は，痛いけど皮膚所見に乏しいである
- ☐ 壊死性筋膜炎に対する抗菌薬はカルバペネム系を使用する
- ☐ 溶連菌性咽頭炎の後に，リウマチ熱や急性糸球体腎炎を合併することがある
- ☐ 喀痰は 25％程度しか使い物にならない
- ☐ 良質な痰とは扁平上皮が少なく，白血球が多い検体のこと
- ☐ 喀痰が採れにくいときは 3％食塩水を吸入してもらう
- ☐ 入院レベルの肺炎には CTRX や ABPC/SBT が 1st choice になる
- ☐ 血液培養は基礎疾患があるもしくは入院レベルなら採っておく
- ☐ 尿中抗原は陰性の場合，力を発揮しない
- ☐ 腸球菌は主に *E. faecalis* と *E. faecium* に分類できる
- ☐ 腸球菌のうちペニシリン系耐性なのは *E. faecium* である
- ☐ 腸球菌にセフェム系の抗菌薬は効かない
- ☐ 腸球菌は尿路感染症，腹腔内感染症，感染性心内膜炎の原因になる

第2章 | グラム染色で分ける細菌のアレコレ

2 それぞれ特異的な治療が必要になる
グラム陽性桿菌

GPRはグラム染色でどうみえる？

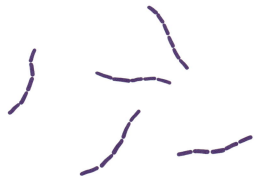

図2-6 グラム陽性桿菌

- まなぶ：紫色×細長い菌ですね（図2-6）．ジフテリア，リステリア，ノカルジアの3つでした．
- 天沢：いいですね．今回はリステリア，ノカルジアの2つについて少し細かくみていこうと思います．

リステリアについて

- まなぶ：「50歳以上の髄膜炎」がキーワードでした．
- 天沢：かなり稀（100万人に1人くらいで発症）な細菌だけど，髄膜

35

炎は致死的なので見過ごせません．というのも，知らずには治療ができなくなるから．

まなぶ リステリアに対する抗菌薬の 1st choice は アンピシリン（ABPC）でしたね！

天沢 素晴らしい！ 腸球菌同様，リステリアもセフェム系が効かないため，髄膜炎の 1st choice であるセフトリアキソン（CTRX）では治療できません．ところで，国試的には細菌性髄膜炎の髄液所見ってどんな感じだったかな？？

まなぶ 国試的にっていい方が引っかかりますねぇ～（笑）．多核球優位の白血球増多，糖低下，蛋白増加なんかが代表的です．

天沢 そうだね．ところが，リステリアの場合は単核球優位だったり，糖が低下しなかったりと非特異的所見が多いんだ．だから，髄液所見は国試とは違ってそこまであてにならないといわれているんだよね．やっぱりグラム染色が大切です．ただ，グラム染色で見えないことも多いので，見えたらラッキー！ くらいに留めておくのが無難ですね．

まなぶ 理由がわかればきちんとグラム染色しようという気になります．ところで，リステリアってどこから感染するんですか？

天沢 ハッキリはわからないことも多いけど，リステリアは低温に強く耐塩性であり，生肉から感染するといわれていますよ．

ノカルジアについて

まなぶ ノカルジアといえば日和見感染で，肺や皮膚に膿瘍を形成する菌ですね．

天沢 うん，バッチリ．グラム染色で細長い放線菌がみえたら，確定診断のためにキニヨン染色という特殊な染色を行います．

まなぶ 免疫抑制が背景にある人の肺炎において，喀痰グラム染色でグラム陽性桿菌が見えたら，キニヨン染色をしてみるべし！ ってことですね．

天沢 そのとおり！ すべての肺炎においてノカルジアを考慮する必要はありませんが，診断も治療も全く異なるので，頭の片隅には置いておいてください．余裕があれば，ノカルジアに対する抗菌薬の 1st choice は ST 合剤ということも覚えておきましょう．

まなぶ 肺炎のなかで，ニューモシスチス肺炎とノカルジア肺炎は ST 合剤なんですね！

天沢 素晴らしい！ ただ，実践的な話を 1 つ．これに対し ST 合剤の点滴を使おうとすると，1 日 10 A（アンプル）以上と大量投与になってしまうため，溶解液の水分量もバカにできないくらいになります（1.5 L とか）．そのため，慢性心不全など水分制限がある場合は，ST 合剤の点滴ではなく，経口の ST 合剤＋カルバペネム系の組み合わせで治療をします．ちょっとマニアックになってしまいましたが，特異的治療なので，もしノカルジア肺炎に出会ったら思い出してくれると幸いです．ま，皆さんに求められるのはノカルジアの治療よりも，診断をできることです．治療はゆっくり専門書を調べてからでも遅くはありませんが，診断については知らなければできません．ノカルジア肺炎にはキニヨン染色！！ 皆さんが研修医になって出会うかはわかりませんが，非典型的な肺炎を見つけたときに思い出してくれると患者さんが救われるかもしれません．

> **column**

コリネバクテリウム

　GPR はそもそも臨床的に問題になることはかなり稀ですが，血液培養で GPR が検出されることはよくあります．そのほとんどがコリネバクテリウムという菌．これは CNS 同様，多くがコンタミネーションです．逆にコンタミを起こしやすい菌といえば，CNS，コリネバクテリウム，それからバシラス，プロピオニバクテリウムを含めた 4 つだと覚えておいてください．どんな検査でもそうですが，検査の解釈を正しくするためには，error が生じる状況を知っているかどうかにかかっている，と私は思います．

3 モラクセラがわかれば免許皆伝
グラム陰性球菌

GNC はグラム染色でどうみえる？

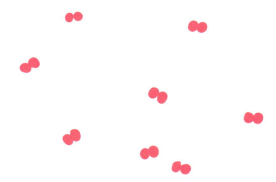

図 2-7　グラム陰性球菌

まなぶ　ピンク色×丸い菌ですね（図 2-7）．淋菌，髄膜炎菌，モラクセラ・カタラーリスの 3 つで，これらの菌の区別は検体でできるというのが特徴でした．

淋菌について

天沢　尿道炎の代表的な菌です．クラミジアとの鑑別がよく国試で問われますが，一般的に淋菌のほうがクラミジアよりも症状が強いといわれます．ま，一番大切なのはグラム染色で菌が見えるかどうかを確認することですね．混合感染のこともありますが，少なく

39

ともグラム染色で有意菌が見られなければ，淋菌の治療は必要ありません（感度・特異度95％）．

まなぶ 抗菌薬はなにを使えばいいですか？

天沢 クラミジアにはマクロライド系，淋菌にはセフトリアキソン（CTRX）が1st choiceになります．尿道炎は一回の治療で終了なので，コンプライアンスが問題になることもほとんどありません．一昔前に，尿路感染症（尿道炎含む）をニューキノロン系でバンバン治療していたので，今では淋菌の多くがニューキノロン系耐性となっています．本書で勉強した人には，尿路感染症をニューキノロン系で治療するという発想自体があまりないかもしれませんが，一応注意しておいてください．

まなぶ ニューキノロン系はほぼなんでも効く印象でしたけど，耐性も多いし意外と弱点もある薬なんですね～．

髄膜炎菌について

まなぶ 髄膜炎＋DIC＋副腎不全で覚えています．

天沢 『わかる』編の内容がよく頭に入っていますね！　それじゃ1つだけ大事なことを付け足しておきましょう．これはまなぶ君にも大きく関係することですよ．

まなぶ え，僕ですか！？

天沢 うん．というのも，ヒト-ヒト感染するんです．

まなぶ ええええ！？（汗）

天沢 飛沫感染ね．だから，もし髄膜炎菌の患者さんに曝露した場合は，ワクチンなどの予防処置が必要になります．

第2章｜グラム染色で分ける細菌のアレコレ

まなぶ 感染症ってやっぱり恐いなぁ….

天沢 うん，だからこそ知っておかないと．医療者は高リスクですから．

まなぶ 日本では稀なのが救いですね～．

天沢 そうだね．抗菌薬については，ペニシリンG（PCG）が非常に
よいといわれています．そのため，髄膜炎菌による髄膜炎とわ
かったときにはPCGで治療するといいでしょう．

まなぶ ペニシリンG（PCG）って，意外と適応が多いんですね．

天沢 基本的には，黄色ブドウ球菌以外のグラム陽性菌が適応と覚えて
おけばいいと思います．PCGの適応については後でまとめてお
くので，今は神経質になって覚えなくて大丈夫ですよ！

まなぶ わかりました！

モラクセラ・カタラーリスについて

まなぶ 肺炎，中耳炎，副鼻腔炎，髄膜炎の主な起因菌ですね．

天沢 肺炎球菌と似ているのが特徴でしたね．この菌について新たに会
得して欲しいことは，グラム染色でのインフルエンザ桿菌との違
い．

まなぶ ん？　そもそも形が違くありませんか？？

天沢 たしかにモラクセラ・カタラーリスはグラム陰性球菌で，インフ
ルエンザ桿菌はグラム陰性桿菌なんだけれども，インフルエンザ
桿菌は小さくて，ときどき丸っこいように見えてしまうことがあ
るんだ．幸いにも治療方針が大きく変わることはないからそこま
で問題にならないけど，せっかくグラム染色するなら区別したい

41

よね．

まなぶ したいです！

天沢 よし！ モラクセラ・カタラーリスは一般的に貪食されにくいといわれています．そのため，貪食像があったらインフルエンザ桿菌かも？ と疑い，桿菌にみえるところがないかを念入りにチェックするとよいでしょう．それからインフルエンザ桿菌はstarry skyといわれる所見が特徴的です（図 2-8）．これはインフルエンザ桿菌がパラパラと存在していてあたかも星空のようにみえることから，こう名付けられています．貪食像とstarry skyの所見がなく，球菌が目立つならばモラクセラ・カタラーリスを1stに考えてよいでしょう．

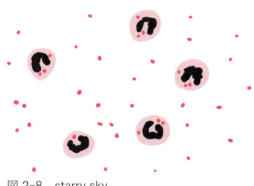

図 2-8　starry sky

4 やっぱりGNRは種類が多い?
グラム陰性桿菌

GNRはグラム染色でどうみえる？

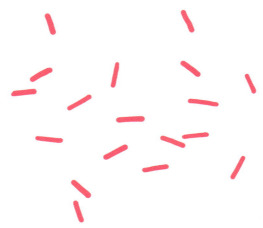

図2-9 グラム陰性桿菌

- まなぶ：ピンク色×細長い菌ですね（図2-9）．たくさんの菌が含まれるため，肺炎グループ，腸炎グループ，その他（パピプペ千葉）でグループ分けしました．

- 天沢：そうですね．すべてのグラム陰性桿菌をグラム染色だけで判別するのは困難ですが，疾患別で分けることで，ある程度の整理が可能になります．肺炎グループはさらにインフルエンザ桿菌，レジオネラ，クレブシエラに分けられましたね．まずは，インフルエンザ桿菌について掘り下げたいと思います．

インフルエンザ桿菌について

天沢 実はインフルエンザ桿菌といっても，さらに4種類に分けられるのです．

まなぶ へぇ！ ほかの菌も微生物学的には細かくわかれていたりしますが，先生があえてとりあげたということは，臨床的になにか意味がありそうですね！

天沢 まなぶ君もなかなか鋭くなってきたね！

まなぶ 天才としかいいようがない．

天沢 ……えっと．インフルエンザ桿菌は，BLPAS，BLPAR，BLNAS，BLNAR の4つに分けられます．

まなぶ スルーされたのも辛いですが，アルファベット5文字がでてきたのはもっと辛いです……．

天沢 （笑）．意味不明に感じるかもしれませんが，解体してみると意味がみえてきます．BLPAS とは β-Lactamase Producing Ampicillin Sensitive の略です．直訳すると，βラクタマーゼを出しているけれど，ABPC が有効ってこと．

まなぶ 同じように考えると，BLPAR は…β-Lactamase Producing Ampicillin Resistant かな．つまり，βラクタマーゼを出していて，ABPC に耐性ってことですね！

天沢 その調子！ だから，BLPAR の治療には βラクタマーゼ阻害薬を配合した ABPC/SBT が有効といえます．BLNAS は，β-Lactamase Non-producing Ampicillin Sensitive の略で，これは βラクタマーゼを産出していないし，ABPC も効くというもの．全然難しくありませんね．問題になるのは最後の BLNAR．

44

予想してみてください.

まなぶ えーっと，BLNAR だから，β-Lactamase Non-producing Ampicillin Resistant かな．あれ？　つまり，β ラクタマーゼは出していないけれど，ABPC が効かないってことですか？？

天沢 そのとおりです．これがどうして問題かというと，β ラクタマーゼ産出によって耐性を獲得したわけじゃないので，BLPAR とは違って ABPC/SBT は効きません.

まなぶ ！

天沢 もう気付きましたね．つまり，BLNAR にはペニシリン系が効かないので，CTRX などほかの系統を使わないといけないのです.

重要 🖑 **インフルエンザ桿菌における抗菌薬の選択**

BLPAS, BLNAS：ABPC
BLPAR 　　　　：ABPC/SBT
BLNAR 　　　　：CTRX

天沢 話は変わりますが，インフルエンザ桿菌といえばどんな疾患を起こしますか？？

まなぶ 肺炎，中耳炎，副鼻腔炎，髄膜炎が代表的です．肺炎球菌やモラクセラ・カタラーリスとほとんど一緒でした.

天沢 そうですね．あと，急性喉頭蓋炎なんかの原因にもなります．さて，このなかで髄膜炎に注目してみよう．致死的な疾患なので抗菌薬の選択をはずすわけにはいきません．どんな抗菌薬が 1st choice だったが覚えていますか？

まなぶ えーっと，CTRX＋VCM（＋ABPC）です.

天沢 素晴らしいね．では，なぜ ABPC/SBT じゃなくて CTRX なんだろう？

まなぶ ん…？　あ！　BLNAR の存在だ！

天沢 excellent！　だから，髄膜炎の治療については，ほかになかなかいい選択肢がありません．もし，BLNAR さえ存在しなければ ABPC/SBT でもいいわけです．

まなぶ わぁ！　知識がつながってきました！　面白いですね！！

天沢 ふふ．それから，肺炎は日本人の死因第 3 位の疾患だけれど，肺炎に対する抗菌薬の 1st choice はどうかな．

まなぶ あ，それ気になっていたんです．『わかる』編では入院の治療は CTRX で覚えましたが，ABPC/SBT との使い分けはどうなんだろうって．むしろ，嫌気性菌をカバーしている分，ABPC/SBT のほうが優れているんじゃないかなって考えていたんです．そっか〜〜BLNAR を警戒していたんですね．

天沢 そのとおり！　逆にいえば，ここまで学習を積んでようやくたどり着ける境地といえますね．最初の段階で説明したとしても，本当の意味での理解は難しかったでしょう．最初に学習範囲を狭めることは決して悪いことではないといったのはこういった理由です．基礎さえ身につけてしまえば，あとはどうとだってできるのです．

まなぶ すごく同意です．先生が提示してくれる順番で学んでいくと記憶に残っていくし，なにより楽しいです！

天沢 自分の方法論が全員に当てはまるとは思いませんが，そう思ってくれるのは何より (^^)．こちらもやる気 UP しまくりです！

まなぶ BLNAR の話，明日誰かにしちゃおう〜っと．

天沢 少し煩雑になったので，まとめておきましょう．肺炎の初期治療に関しては ABPC/SBT と CTRX どちらの choice も悪くありません．誤嚥性肺炎を考えるなら ABPC/SBT が better だし，誤嚥の可能性が低くて BLNAR が流行っている地域なら CTRX を選ぶといいでしょう．どちらも外せないならば，CTRX に嫌気性菌カバーの抗菌薬（例えば CLDM など）をかぶせるというのも手です．1人ひとりの患者さんになにがベストなのかを考える必要があります．考えられるからこそ，臨床は面白い！

まなぶ （そんな医者になりたいな〜）．

レジオネラについて

天沢 まなぶ君には悪いけど，レジオネラについては覚え直してもらう必要があるよ！

まなぶ え！ レジオネラは温泉→急激な肺炎のイメージです……．

天沢 国試はそれでいいんだけどね（笑）．実際の臨床では肺炎じゃないこともある．

まなぶ ど，どういうことですか！？

天沢 肺炎の原因菌としてレジオネラを鑑別に挙げるのはとても大切なんだけれど，レジオネラは低 Na 血症，消化器症状，意識障害なんかを主訴に来院することがあります．例えば，腹痛で来院した患者さんに採血を行って，低 Na 血症をみたときに，なかなか鑑別に挙げられないのがこのレジオネラですね．

まなぶ 意識障害でも鑑別に挙げるのは難しいですね．

天沢 そうだね．消化器症状はやっぱり消化器の疾患が圧倒的に多いわ

けだし，腹痛や下痢の人全員に対してレジオネラ肺炎を疑うのはちょっと現実的じゃないね．ただし，原因不明の低 Na 血症をみたらレジオネラ肺炎を必ず鑑別に挙げてください．

原因不明の低 Na 血症→レジオネラ肺炎を鑑別に挙げよう！

腸炎グループについて

天沢 いろいろな菌が関与していました．国試では，潜伏期と原因食物の組み合わせが頻出ですよね．

まなぶ 大雑把なイメージとしては，黄ブ，ビブリオが半日以内に発症する水様性下痢，3 日程度して起こるのがサルモネラ，エルシニア，EHEC，カンピロで，これらは血便もときどき起こす．海外渡航歴があればコレラ，赤痢菌，ETEC って感じですかね．

天沢 うん，そのイメージでだいたい OK．黄ブ，ビブリオのところにノロ・ロタウイルスもつけ加えておくといいよ．

まなぶ 了解です！

天沢 話は変わるけど，まなぶ君は昨日なにを食べました？？

まなぶ 夜は同級生と居酒屋で飲み倒して，昼はラーメン，朝は食べませんでした．え……ついに僕の食生活にもダメ出しですか？

天沢 いやいや．なんか，ザ・学生って感じでいいね（笑）．一昨日は？

まなぶ うーーん．なんだっけ…．あ，夕食は家族と洋風レストラン，昼はハンバーガー，朝は……忘れました．

第2章 グラム染色で分ける細菌のアレコレ

天沢 なるほどなるほど．鶏肉は1週間以内に食べたかな？

まなぶ え～～，あったようななかったような…．一昨日のレストランで食べた……かなぁ．正直，あまり覚えてないです．

天沢 そんなもんだよね．若いまなぶ君ですらあやふやなんだから，高齢者ではなおさらだよ．自分が何を食べたかって覚えていない人のほうが多いんだよね．だから，原因食物を特定するって口でいうのは簡単だけど，実際にはかなり難しいです．

まなぶ たしかに……．

天沢 鶏肉なんて1週間のうちどこかで口にしていることがほとんどだよね（笑）．だから，本人に特別思い当たる節がない限り，特定はなかなか難しいです．もちろん，こちらから積極的に聞くのは大切だけど，あくまで推測の域を抜けないわけだ．それに加えて，治療方針も大きく変わるわけではない．そのため，極論をいってしまえば，忙しい外来で原因食物を見極める必要性はそこまで意義がないといえます．

まなぶ 感染症の先生には口が裂けてもいえないですね…（笑）．感染症の講義で，下痢便は全例グラム染色しろ！っていわれましたし．

天沢 うーん．もちろんできる限りのことをしたほうがいいとは思いますが，現実的には難しいこともあるでしょう．その領域を専門にされている先生にとっては当然外せないことでも，非専門医にそれがそのまま当てはまるとは限りません．もちろん，研修医の先生にとってもね．ただし，アセスメントが変わるようなとき（重症例など）にはグラム染色は必須といえます．具体的にいうと，高熱，血便，下痢回数が8回以上などですね．このときには抗菌薬の適応と考えてもよいので，スメアで便中の白血球を確認しつつ，カンピロバクター探しを行います．

まなぶ　カンピロバクター探し！？

天沢　カンピロバクターは特徴的な形をしています．カモメのように見えることから，通称 gull-wing といわれています（図2-10）．これを見つけたらマクロライド系，ほかの細菌性腸炎にはニューキノロン系が主な抗菌薬の選択になります．ま，よほど重症でない限り，基本的には抗菌薬フリーで，対症療法（水分補給など）だけで十分ですけどね．

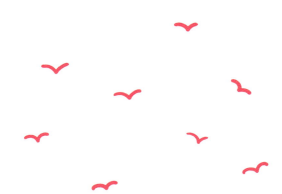

図2-10　gull-wing

column

食中毒とは安易にいわないほうがいい

　下痢を主訴に来院された患者さんのなかには「食中毒ですか？」と聞いてくる人がいます．ですが，安易に「食中毒です」と答えるのはNG．というのも食中毒というのは，同じ場所にいた人たちが複数同時に感染して初めてそう表現できるからです．

第2章 グラム染色で分ける細菌のアレコレ

パピプペ千葉グループについて

天沢 国試的にはよく出ますが，臨床的にはそんなにメジャーじゃない
ので，2点だけ．まず，百日咳については治療が**マクロライド系**
だということはおさえておきましょう．これは国試でもよく出る
し，臨床でも使います．

まなぶ 有名な知識ですね．

天沢 それから，*H. pylori* の除菌について．これに対する治療はセッ
トで決まっていて，AMPC＋CAM＋PPI が 1st choice．余裕が
あれば AMPC＋MNZ＋PPI が 2nd choice であることもおさえ
ておいてください．**7日間飲み切り**で除菌終了です．除菌治療は
逆流性食道炎を悪化させることがあるといわれますが，胃・十二
指腸潰瘍，胃癌，胃悪性リンパ腫，ITP などの risk を下げること
を考えれば，除菌したほうがいいかな，と個人的には思いますね．

重要 👆 ***H. pylori* の除菌まとめ**

1st ：AMPC＋CAM＋PPI
2nd：AMPC＋MNZ＋PPI

51

まなぶ君のまとめノート ❷

- ☐ リステリアは 50 歳以上の髄膜炎で考慮する
- ☐ リステリアには ABPC が 1st choice になる
- ☐ セフェム系が全般的に効かない菌は腸球菌とリステリアの 2 つ
- ☐ 髄膜炎において，髄液所見で細菌性か否かを安易に決めつけない
- ☐ ノカルジア肺炎を疑ったら，キニヨン染色を行う
- ☐ ノカルジア肺炎には ST 合剤が 1st choice になる
- ☐ 淋菌には CTRX，クラミジアにはマクロライド系が有効
- ☐ わかる編で既出，DIC＋副腎不全を疑い，髄膜炎菌による髄膜炎を鑑別に挙げる
- ☐ 髄膜炎菌には PCG が 1st choice になる
- ☐ モラクセラとインフルエンザ桿菌のグラム染色における大きな違いは，貪食像の有無で，前者はされにくい
- ☐ インフルエンザ桿菌に対する 1st choice は CTRX である
- ☐ 誤嚥性肺炎を疑うなら ABPC/SBT はよい適応だが，BLNAR に注意が必要
- ☐ レジオネラは肺炎以外に低 Na 血症，消化器症状，意識障害など多彩な症状をきたす
- ☐ 胃腸炎の患者さんで高熱，血便，下痢が 8 回以上ならグラム染色する
- ☐ カンピロバクターはグラム染色で gull-wing としてみられる
- ☐ カンピロバクターに対する 1st choice はマクロライド系である
- ☐ 百日咳に対する 1st choice はマクロライド系である
- ☐ *H. pylori* の除菌は，ABPC と PPI に，CAM か MNZ を加えた治療を 1 週間行う

5 復習しておきましょう!
非定型細菌

天沢 ここの菌については，付け足すことはほとんどありません．

まなぶ やったぁ！

天沢 よかったね（笑）．βラクタム系が無効であるため，**マクロライド系，テトラサイクリン系，ニューキノロン系**あたりがよい適応になります．せっかくなので，非定型細菌に関してまなぶ君なりのまとめを教えてもらえませんか？

まなぶ ドンッと任せてください！ マイコプラズマは若い人に**非定型肺炎**を起こし，合併症として消化器症状，皮膚症状，肝障害など多彩な症状をきたすことがあります．クラミジアは3種類にわかれますが，**尿道炎，新生児の結膜炎，非定型肺炎**を起こす菌と一括して覚えてしまってOK．リケッチアは**ツツガムシ病**が代表的で，麻疹＋DIC様の症状を起こす致死的な疾患です．ポイントは刺し口をみつけることで，上記2つの菌とは違い，**テトラサイクリン系**が1st choiceです．

天沢 すばらしい！！

6 臨床では一括りにしてしまうことも多い
嫌気性菌

嫌気性菌に対する抗菌薬

天沢 ここもそこまで付け足すことはありません．ところで，嫌気性菌に効く代表的な抗菌薬を5つ教えてください．

まなぶ えーーっと，ABPC/SBT（PIPC/TAZ），CMZ，カルバペネム系，CLDM，MNZ．どうですか！？

天沢 スラスラ出てきましたね．『わかる』編をよく読んでくれている証拠です．一応，CTRX，CFPM（CAZ），ニューキノロン系も一部カバーしていますが，嫌気性菌を狙ってこれらを選択する理由はみつかりません．

まなぶ 勉強って結果につながると，本当に楽しいですね（^^）．

天沢 最高ですよ．その思いを忘れないで欲しいなぁ．

C. difficile の治療について

天沢 *C. difficile* の治療は，少し特殊なので補足しておきますね．結論からいうと，1st choice は MNZ で，2nd choice（or 重症例）は VCM（経口）になります．

まなぶ え，VCM を嫌気性菌に使うんですか？

天沢 *C. difficile* は例外と思ってもらっていいです．基本的には，

VCM は MRSA 専用の抗菌薬です．ただ，この VCM には面白い特徴があって，bioavailability が 0 %なんですよ．

まなぶ bioavailability ？？

天沢 当然のリアクションだよね（笑）．わざと専門用語を混ぜてみました．bioavailability は簡単にいうと，<u>経口摂取したものがどれくらい血中に入るか</u>というのを率で表したもの．bioavailability が 0 %ということは，全く血中に入らない≒ほとんど腸から吸収されないってことを意味します．

まなぶ ん？？　血中に入らないなら効果がないのでは？

天沢 *C. difficile* は偽膜性腸炎の起因菌だよね．どこに感染を起こすんだっけ？

まなぶ ……あっ！　腸管内だ！！

天沢 そうだね．bioavailability は専門書を読むとちょくちょく出てくるので，今後 step up を考えている人は覚えておくといいと思います．

C. tetani の治療について

天沢 破傷風も 1 点付け加えさせてください．『わかる』編では，抗菌薬の詳細については触れませんでしたね．混乱を避けるために，あえてふわっとした「抗菌薬」という表現にしてあります（笑）．そんな破傷風の 1st choice は PCG になります．

まなぶ でたー！　唐突に出てくるペニシリン G ！！

天沢 ただし破傷風は，非専門医や研修医の先生にとっては見つけられるかどうかが大切であり，治療まで覚える意義はほぼありませ

ん．それこそ，成書を見ながら治療を検討すべきです．稀な疾患
は経験数がどうしても少なくなるので，あいまいな記憶に頼るの
は危険といえます．

まなぶ　たしかに……ですね！

天沢　補足はこのくらいにしておきましょう．クロストリジウムはそれ
ぞれ治療方法が異なるので，余裕があったら１つひとつ分けて
覚えてみてください．臨床的に嫌気性菌といえば，誤嚥性肺炎や
腹腔内感染症の原因となるペプトストレプトコッカスやバクテロ
イデスなどのことを指し，クロストリジウム属は別のカテゴリー
としておくといいでしょう．そうすることで，うまく整理がつく
と思います．

重要 👆 **クロストリジウムの治療まとめ**

C. difficile 　　 ：MNZ or VCM（経口）
C. botulinum 　 ：人工呼吸管理
C. tetani 　　　：PCG，TIG，暗室への収容
C. perfringens：カルバペネム系，デブリードマン，高圧酸素療法

第2章｜グラム染色で分ける細菌のアレコレ

7 耐性問題イロイロ
SPACE

βラクタマーゼの進化

天沢　ちょっと難しい話をしてもいいかな．

まなぶ　い，いきなり何ですか！？

天沢　そんなに身構えないで（笑）．SPACE でおさえておくべきところはしっかり『わかる』編で学んでもらったから，たまにはディープな話もいいかななんて．もちろん臨床に関係する話で．

まなぶ　わかりました（…たまにかな？）．

天沢　細菌が耐性を獲得する機序はいろいろあるけれど，代表的なのはβラクタマーゼを産生するものですね．

まなぶ　はい．ペニシリン系を無効化してしまうんですよね．

天沢　それをさらに進化させることで，セフェム系すらも分解してしまうβラクタマーゼがあるのをご存知ですか？　臨床的にはAmpC と ESBL の 2 種類が有名です．

まなぶ　アンプシー？　イーエスビーエル？？

天沢　特に腸内細菌や SPACE などのグラム陰性桿菌が産出しやすいといわれています．

まなぶ　ナンデスカソレ．

天沢　まず，AmpC についてですが，実は通常の腸内細菌でも少しは

57

放出しているといわれています．しかし，βラクタム系の曝露を受けることによってスイッチが入り，**大量に放出することで耐性を獲得**します．幸いにも，セフェム系の世代が後ろになるほど効き目が残っています．そのため，AmpC 過剰産出菌に対する抗菌薬の 1st choice は，**セフェピム（CFPM）**になります．一見そんなに問題にならないように感じたかもしれませんが，厄介なのがデータ上の感受性と一致しないことです．例えば，第 3 世代（CTRX など）に対してデータ上感受性があったとしても，これらの抗菌薬に曝露された瞬間に AmpC を大量に放出し，実際には全く効かないということが起こりうるのです．

まなぶ 感受性の結果が 100％正しいとは限らない…．かなり脅威ですね．

天沢 さらに厄介なのが ESBL 産出菌です．こちらは CFPM すら効きません．たとえ感受性が残っていても使用しないように注意です．予断を許さない状況では，**カルバペネム系**を使いましょう．

まなぶ おお，切り札の出番ですか！

天沢 ただし，例外が 1 つだけあって，セフメタゾール（CMZ）だけは効くことがあります．そのため，臨床的に待てる状況ならば 1st choice は **CMZ** になります．

まなぶ でも，よりスペクトラムが狭い CMZ が効く分，ESBL 産出菌のほうが AmpC 過剰産出菌よりも弱っちい感じがします．

天沢 あまーい！ ESBL 産出菌が厄介なのは，**カルバペネム系すらも阻害してしまうことがある**からです．これは別途 KPC 産出菌ともいいますが，ここまで耐性が進むと，抗菌薬の治療がかなり厳しくなってきます．

まなぶ 切り札すら効かないって……．

第2章 グラム染色で分ける細菌のアレコレ

天沢 こういう菌が出始めているからこそ，抗菌薬の適正使用が啓蒙されているわけだね．ここで扱ったことはあくまで応用編です．絶対に知っておくべきことだけど，慣れないうちは自分1人で治療しようとしないほうがいいでしょう．こういうときにこそ，専門の先生にお力添えをいただくべきだと個人的には思います．

重要 ✍ **特殊なβラクタマーゼ産出菌の治療まとめ**

AmpC 過剰産出菌 ：CFPM，カルバペネム系
ESBL 産出菌 　　 ：CMZ，カルバペネム系

緑膿菌について

天沢 SPACE のなかでも，特に重要な緑膿菌について1つ補足をしておきます．

まなぶ （ワクワク）．

天沢 それは，グラム染色での見え方です．患者背景だけで判断するのはあまりにも心許ないので，グラム染色の情報も加えましょう．

まなぶ GNR ですよね？？

天沢 たくさん染めるとわかってくるのですが，GNR は大きさである程度の鑑別ができます．

まなぶ へぇぇ！！

天沢 緑膿菌の見た目はとにかく細い！ か細い！！ そのため，グラム染色ではよーく観察しないと見逃してしまいがちです．

まなぶ へぇ！ イラストでみるとわかりやすいですけど，実物の判定は

59

なかなか難しそうですね．せっかくなので，他の菌の特徴も教えてください！

天沢 そうですね．代表的なところだとクレブシエラは太い，インフルエンザ桿菌は少し丸みを帯びているのが特徴です（図 2-8, 2-11）．だからこそ，インフルエンザ桿菌はモラクセラ・カタラーリスとの鑑別が難しいことがあります．これについては前に説明済みですね．

まなぶ なるほど！

天沢 まぁ，実際これらの見極めができたらかなりハイレベルだと思います．もし，できるようになれば診療の幅はグッと拡がりますが，たくさん経験を積むまで，狙い撃ちをするのはオススメしません．

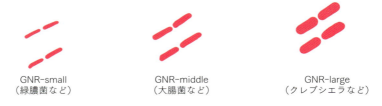

図 2-11　グラム陰性桿菌の鑑別

第2章 | グラム染色で分ける細菌のアレコレ

8 梅毒はなんでもアリ
スピロヘータ

天沢 ここでは『わかる』編で飛ばした梅毒について，少しだけ掘り下げておきましょうか．ここ最近，徐々に増えていますからね．基本的には専門医コンサルトが望ましい疾患なので，治療についてはさらっとみておくくらいでいいでしょう．

まなぶ 梅毒の症状は国試でも有名ですよ！ 1期は外陰部に無痛性の結節（初期硬結），浅い潰瘍（硬性下疳），鼠径リンパ節の無痛性腫脹（無痛性横痃），2期は消退と再発を繰り返す発熱・全身リンパ節腫脹・倦怠感（不定愁訴），全身に多発する淡い紅斑（バラ疹），外陰部付近にできる隆起状の結節（扁平コンジローマ），3期は皮下や骨に形成される肉芽腫（ゴム腫），顔面に多発する結節（結節性梅毒疹），麻痺・脊髄癆（神経梅毒），大動脈炎・大動脈瘤（大血管病変）です．

天沢 す……すごいね．そこまでいえる人は現役ドクターでもほとんどいないんじゃないかな．大雑把なイメージだと1期は局所感染，2期は全身感染，3期は血管炎という感じかな．

まなぶ ふふふ．梅毒は学生時代に1年間研究しましたから（*´Д`）．

天沢 一般的に2期は感染から数週〜数か月後，3期は数年〜数十年後に起こるといわれているよ．ただし，神経梅毒は時期に関係なく起こりうるので注意ね．

まなぶ 教科書的には，神経梅毒といえば3期のイメージでしたが，そんなことはないんですね．初耳でした．

天沢 慣習かつ便宜上そうなっているだけですね．神経梅毒の有無で抗

61

菌薬の選択が大きく変わるので，ここの見極めはすごく大切です．

まなぶ なるほど〜．意味がちゃんとあるんですね．

天沢 神経梅毒は進行麻痺や脊髄癆が代表的で，前者は人格変化・記憶障害から始まって，行動の変化や認知症などが徐々に出現します．後者は脊髄後索が慢性的に変性してしまい，電撃痛，深部感覚異常などをきたします．さすがにこれらを全部覚えるのは難しいけど，とにかく目の前の患者さんが多彩な神経症状をきたしていたら，梅毒を鑑別に挙げることが重要ですね．HIVと一緒で，なんでもアリな疾患の1つです．まぁ，最近では未治療の梅毒をお目にすることはほとんどないと思うけどね．ちなみに，感染してから1年以内までしか性行為による感染は起きないといわれています（垂直感染のみ5年程度）．

重要 🖐 **梅毒症状まとめ**

1期：初期硬結，硬性下疳，無痛性横痃
2期：不定愁訴，バラ疹，扁平コンジローマ
3期：ゴム腫，結節性梅毒疹，大動脈炎，大動脈瘤
　※神経梅毒はいつでも起こりうる

天沢 データの読み方はどうかな？

まなぶ RPRとTPHAの2つがあって，RPR（＋），TPHA（＋）なら梅毒，RPR（−），TPHA（＋）なら既感染，RPR（＋），TPHA（−）なら感染早期です．

天沢 さすが！　だけど，RPR（＋），TPHA（−）の場合はBFP（生物学的偽陽性）も考慮しなければいけないよ．

第2章 グラム染色で分ける細菌のアレコレ

まなぶ　BFP？？

天沢　国試で有名なのは，SLE に合併しやすい抗リン脂質抗体症候群（APS）でしょう．ほかにも麻疹，結核，妊娠，IE，その他の膠原病でも陽性になることがあります．

まなぶ　そんなのありましたね〜（遠い目）．

天沢　一応，TPHA は梅毒に感染したかどうか，RPR は活動性を反映しているといわれています．そのため，治療の反応性をみるには RPR をみるのがよいでしょう．

重要 🖐 **梅毒の検査まとめ**

RPR（＋），TPHA（＋）：梅毒
RPR（−），TPHA（＋）：既感染
RPR（＋），TPHA（−）：初期梅毒
　　　　　　　　　　　　膠原病（特に APS），麻疹，結核，妊娠，
　　　　　　　　　　　　IE
RPR（−），TPHA（−）：感染なし

天沢　さて，梅毒の治療だけれど，1st choice は PCG です．

まなぶ　また出てきましたね！　PCG 多すぎぃ〜．

天沢　耐性の問題さえなければ，すごくいい抗菌薬だからね．

まなぶ　そうなんですね．先生と出会うまで PCG は歴史上の産物というイメージしかありませんでしたよ．そういえばさっき，神経梅毒の有無で治療方針が変わるって話がありましたが，具体的にはどういうことですか？？

63

天沢　現実的な話になっちゃうけど，PCG は頻回の点滴が必要なので，入院でしか使えません．神経梅毒を合併しているときには PCG による治療が must だけど，そうでなければ外来治療も可能です．PCG の経口バージョンは bioavailability がイマイチなので，かわりに AMPC を用います．ま，豆知識程度に覚えておいてくれれば OK.

まなぶ　だんだん頭のなかが整理されてきました．梅毒に限った話じゃないですが，非専門医が手を出しちゃいけない領域っていうのは確実にありますよね．外科疾患は外科へ，餅は餅屋へ，感染症は感染症科へですね．

天沢　医師不足で必ずしもそれが可能な環境ばかりではないけれど，感染症は本当に奥が深いから，どこまでが自分でできてどこからは自分じゃできないかということについて，しっかり線を引いておくのも非常に大切なことだと思います．そのためにはやっぱり勉強なんですよ．中途半端な治療をするのは，絶対に患者さんのためにならないから避けたいね．

まなぶ　「丸投げも嫌だけど，変に手を出されてぐちゃぐちゃにされてから投げられるのはもっと最悪」ってウチの大学病院の感染症科の先生もいっていました．

天沢　ま，どの領域でもそうだと思うけどね（^^;）．実際，その見極めってすごく難しいんだよね．

まなぶ　（不安）．

天沢　さて，そのためには 1 つひとつ学んでいくしかありませんね．気を取り直していきましょう．実は梅毒に限らずレプトスピラ全体の 1st choice が PCG になります．そして全体を通して覚えておいて欲しいのが，治療してすぐにインフルエンザ様症状＋発赤を起こすことがあります．これはレプトスピラの菌体が崩壊す

ることで，一過性に起こる反応で，Jarisch-Herxheimer 反応と呼ばれます．なぜこれが大切かというと，アレルギー反応と間違えて薬を安易に中止してしまいがちだから．対症療法を行っていれば2〜3日でよくなってくるので，焦りは禁物です．こういう知識は非専門医にとっても大切になってきます．梅毒をメインで治すことはあまりないかもしれませんが，併診でみることは十分にありえますから知っておきましょう．

まなぶ　ライン引きって難しいなぁ．でも，とても大事ですね．

まなぶ君のまとめノート

- ☐ *C. difficile* に対する抗菌薬は MNZ か VCM（経口）である
- ☐ 破傷風に対する抗菌薬の 1st choice は PCG である
- ☐ 高度な耐性を示す菌に ESBL 産出菌や AmpC 過剰産出菌がある
- ☐ ESBL 産出菌は腸内細菌や SPACE に多い
- ☐ AmpC 過剰産出菌には CFPM・カルバペネム系が 1st choice になる
- ☐ ESBL 産出菌には CMZ・カルバペネム系が 1st choice になる
- ☐ 緑膿菌はグラム染色で非常に細くみえる
- ☐ インフルエンザ桿菌はグラム染色で丸くみえることがある
- ☐ クレブシエラはグラム染色で非常に太くみえる
- ☐ 神経梅毒はすべての時期に起こりうる
- ☐ 梅毒による大血管病変は感染から 10 年以上経つと起こりやすい
- ☐ 梅毒の既感染なら RPR（−），TPHA（＋）である
- ☐ 梅毒の偽陽性を考慮するのは RPR（＋），TPHA（−）である
- ☐ 梅毒に対する抗菌薬の 1st choice は PCG である
- ☐ 梅毒の治療開始後は Jarisch-Herxheimer 反応に注意する
- ☐ 梅毒の治療に関しては，必ず専門医にコンサルトしよう！

第 **3** 章

使いこなす
抗菌薬

1 諦めたらそこで抗菌薬終了ですよ
ペニシリン系

ペニシリン系を学ぶその前に…

天沢　さっそく，ペニシリン系！ と行きたいところですが，抗菌薬の大前提となるルールをおさらいしておきましょう．

まなぶ　お願いします！

天沢　慣れてくるとほぼ無意識に抗菌薬の選択ができるようになってきますが，基本的に抗菌薬の選択は，βラクタム系（特にペニシリン系）から考えるというのがコツです．そして，自分がその抗菌薬を選んだ理由（なぜほかの抗菌薬でないのか）を明確にすることが最大のポイントです．

まなぶ　自分がその抗菌薬を選んだ理由…なんだかカッコいいですね！

天沢　ふっふっふっ．βラクタム系以外だと妊婦，小児，高齢者に使いづらいことも多いから，βラクタム系から考えるのは理にかなっているんだよ．

まなぶ　なるほど！ それぞれの抗菌薬についてなんとなくイメージを持っているのですが，正直なところ抗菌薬の使い分けまでは理解できていません．成書をみてもこの疾患にはこの抗菌薬！っていうのは載っているんですけど，なぜその抗菌薬なのか（ほかの抗菌薬はなぜダメなのか），というのがよくわからず，結局暗記に走ってしまっているような気がします．

天沢　なるほどね．最初は 1st choice を覚えてしまうのも手ですが，

第3章｜使いこなす抗菌薬

理由があったほうがいいね．本書では，第3章はとりあえずどの抗菌薬を使うべきかをお話しし，使い分けなどの細かい話については第4章で学ぶことにしましょう．

まなぶ 焦らず一歩一歩ですね！ 頑張ります！！

天沢 その調子！

まなぶ あ！

天沢 ？

まなぶ そういえば，先生に1つご報告が……．

天沢 なになに？

まなぶ 実は，今日先生と対談する前に1st choiceの抗菌薬を覚えてから来ようと思っていたんですよ．つまり，成書で予習を試みたんです．ですが，途中で断念してしまいました（汗）．別に全く理解不能ってわけじゃないんですけど，なかなか頭に残らなくて．なので，正直いうとこれから教えていただく先生の方法論も，僕レベルには通用しないかもしれません…（T_T）．

天沢 『わかる』編の内容が頭に入っていれば，成書もだいたい読めてしまうと思います．チャレンジしてくれたのは素晴らしい！！それでも，頭に入ってこないのは勉強不足や才能……ではなく，ほかに理由があります．それは，商品名，投与量，投与間隔あたりが原因かなと思います．

まなぶ そう！ それですよ！！ 1つの抗菌薬に対して，いくつも商品名がついているのもあるし，量もバラバラで規則性はないし…．1回寝たら忘れちゃうのは，僕の頭が悪いのかなぁって落ち込みました．

天沢 そんなに自虐的にならないで（笑）．成書は学習用というよりも

69

実践用という感じだから，どうしても情報過多になりやすいん
だ．抗菌薬を学ぶという視点では上記の要素は排除したほうがい
いと思います．商品名は病院によっても異なるし，投与量や投与
間隔に関しては1回1回きちんと調べるべきだと思います．特に
腎機能障害があるときは要注意だね．よく使う抗菌薬は投与量も
投与間隔も自然に覚えてしまうけど，毎回きちんと調べることを
オススメします（ついでに副作用や相互作用もチェックするとな
お◎）．私は毎回必ず調べるようにしています．

まなぶ　先生も全部覚えているわけじゃないんですね！　安心しました．

天沢　当たり前ですよ（笑）．全部覚えている人なんていないんじゃな
いかな．たとえ専門医でも，使い慣れていない抗菌薬は必ず調べ
ているはずです．だから，これらの要素については覚える必要は
ありません．先にもいいましたが，皆さんが会得すべきは「なぜ
その抗菌薬を使うのか」を明確にすることです．本書では『わか
る』編の知識に加えて，スペクトラム，投与経路，副作用の3
つを意識して学んでくれればOKです．

まなぶ　そういえば，副作用については『わかる』編で触れていませんで
したね．

天沢　頻度の差はあれど，アレルギー，肝障害，消化器症状，骨髄抑制
は抗菌薬全体に共通します．そのため，1つひとつの抗菌薬でこ
れらは取り上げません．これらはいつでも起こりうると思っても
らったほうがむしろいいでしょう．

まなぶ　なるほど！　あとはそれぞれの抗菌薬に特徴的な副作用を学べば
いいわけですね！　それなら僕にもできそうな気がします．投与
経路も大切なんですか？

天沢　投与経路に関しては点滴か経口かの2択がほとんどで，イメー
ジとしては前者が入院で，後者が外来で使うという感じです．そ

第3章 | 使いこなす抗菌薬

のため，抗菌薬を点滴から経口に切り替えるというのは，治療の場を入院から外来に切り替えていくともいいかえられます．

まなぶ なるほど！

天沢 だから，入院用なのか外来用なのかを分けて覚えるのが一番効率的です．シチュエーションで分けるだけでたくさんある（ように感じる）抗菌薬の選択が半分程度になることを考えれば，覚えない手はないでしょう？

まなぶ はぁ．今まで全然意識していませんでしたよ……．点滴だとbioavailabilityは100％ということでしょうか？

天沢 お，さっそく「bioavailability」使ってきたね（笑）．正確な表現は異なるけど，そのイメージでいいですよ．経口でもほぼ100％のbioavailabilityを有する抗菌薬もあるけど，基本的に同じ薬であれば点滴＞経口の効果だと思ってOK．それから，経口薬の場合はアドヒアランスの問題もあるね．例えば，1日4回（6時間毎）の抗菌薬を処方しても，現実には飲み忘れや時間にバラつきが生じて，治療が不十分になってしまうことも多いね．

まなぶ ん〜〜具体的にすると0時，6時，12時，18時とかですかね．睡眠時間が強制的に6時間になる時点で僕には無理です…（笑）．

天沢 まなぶ君なんかは知識があるから，なぜ必要なのかを話せば実践してくれそうだけど，患者さんのなかには「とりあえず4つ飲んでおけばOKっしょ！」と1回に4錠飲んじゃう人もいるからね（^^;）．自分はきちんと伝えるべきことは伝えたんだから，そんなところまで知らんよみたいな対応ではなく，しっかり必要性を理解してもらって処方することが大事だよ．

まなぶ アドヒアランスが極端に悪い人の場合は，入院して治療を行うことも検討すべきですね．

天沢　素晴らしい．ということで経口薬は思わぬ落とし穴がたくさんあ
ります．そういう面も含めて学ぶことが大切だと思うので，本書
では投与経路もしっかり意識していきたいと思います．

まなぶ　納得ですっ！

天沢　さて，いよいよ抗菌薬の各論に入っていきましょう．最初に学ぶ
ペニシリン系は，頻回投与が必要な抗菌薬の代表格です．基本的
に，ペニシリン系も含めたβラクタム系は一定以上の濃度をいか
に保つかが効果発現に関係し，これを時間依存性の抗菌薬といい
ます．『わかる』編でも少し触れましたね．

ペニシリン G（PCG）💉⬤（主に点滴）

天沢　まなぶ君（それから読者の皆さん）には大変申し訳ないんだけど，
投与量の話からさせてください．

まなぶ　えぇぇぇぇぇ！？

天沢　当然のリアクションですね（笑）．基本的に量の単位は「mg」や
「g」が多いんですけど，PCG だけは「単位」なんですよ．100
万単位あたり 0.6 g 換算で，最大量は 2400 万単位（つまり
14.4 g）になります．投与量は覚えなくていいと啖呵を切ってお
きながら，最初から裏切ってしまってすみません（^^;）．

まなぶ　（笑）

天沢　なんで覚えなくていい投与量の話をしたかというと，実は PCG
特有の副作用に関係するからです．というのも PCG 100 万単位
あたり 1.7 mEq の K を含んでします．そのため，高用量では高
K 血症に注意しなければなりません．

まなぶ　mEq ってなんですか？

天沢　あ，ごめんごめん．Na や K の単位ってみたことありますか？実は「mEq/L」なんだ．輸液を学ぶ際には必ず出てくるけど，Na 1 g あたり 17 mEq，K 1 g あたり 13 mEq に換算できます．1 日に必要な K は 20〜40 mEq といわれているので，オーバーになりやすいんだよね．

まなぶ　最大量の 2400 万単位を投与すると…1.7×24＝40.8 mEq ですね．これだけでもう 1 日の必要量 MAX と同じだ．

天沢　ねっ．高 K 血症は不整脈を起こして死に至ることもあるから，PCG を使うときには，1 日どのくらいの K が入るのかを必ずチェックすること．

まなぶ　了解です！ それじゃ，そろそろ PCG の 1st choice になる疾患を教えてください！ 『わかる』編では「黄色ブドウ球菌を除くグラム陽性球菌によく効く！」と教わりましたが，新たにちょこちょこ追加されて，全然自分のなかでまとまってないんですよ．

天沢　基本的にはそのまとめ方でいいですよ．たしかに PCG には色々な用途があるのは事実なんだけど，専門医のもとで使われるべきものも多いから，参考程度でいいです．ま，使う可能性のあるものは一応まとめておくよ．

重要 🖐 **PCG の適応まとめ**

- A 群 β 溶連菌による皮膚軟部組織感染症（壊死性筋膜炎含む）
- 肺炎球菌による肺炎
- 緑色レンサ球菌による感染性心内膜炎
- 髄膜炎菌による髄膜炎
- スピロヘータ（特に神経梅毒）
- 破傷風　　　　　　　　　　　　　　※赤字は 1st choice

天沢 非専門医・研修医の先生にとって重要なのは，やっぱり GPC の治療なんじゃないかな．下 3 つはそもそもお目にかかる機会自体が少ないと思う．やはり，PCG のイメージは「黄色ブドウ球菌を除くグラム陽性球菌によく効く！」で間違いないと思うよ．柔軟性をもたせるために「黄色ブドウ球菌を除くグラム陽性菌によく効く！」でもいいかもしれない．

まなぶ なるほど！ どれもこれも並列に覚えるのではなく，メリハリをつけて覚えるのが大切ってことですね．

天沢 そのとおり！ 覚える範囲を狭めるってよくないことのように感じるかもしれないけど，最初からどんどん広げていくほうが実は効率が悪いことが多いんだよね．定着の甘い 10 の知識よりも，定着がしっかりしている 5 の知識のほうがどれほど有用なことか．それに専門医に必要な知識と非専門医に必要な知識にはギャップがあることも事実です．

まなぶ たしかに．そうですね．

天沢 話を戻しましょう．PCG は「○○菌による△△疾患」となっているところがミソです．つまり，PCG を最初から投与するということは少なく，菌の正体&疾患がわかってから使用することが多いということです．かつ点滴（＋頻回投与）なので，入院での使用が前提になります．

まなぶ PCG 使ってみたいなぁ！

天沢 アンテナさえ張っていれば，少なくとも肺炎球菌性肺炎は経験できるんじゃないかな！ 逆にスピロヘータなど特殊なものは絶対に専門医にコンサルトしようね．知ってしまったからには PCG で治療してみたい！ という気持ちになるのもわかりますが，特殊なものを 1 人で治療をしていいのは本書の内容をパーフェクトに理解し，専門医のもとでしっかりトレーニングを積んだ人だ

けです．そもそも本書は導入を目的とした本なので，特殊なケースにはあまり目を向けていないし，そうあるべきではないと思っています．

まなぶ 僕は，専門については感染症以外の分野に進みたいと思っています．なので，感染症を極めるというよりも，どの分野に進むにせよ恥ずかしくないレベルには到達したいという気持ちが大きいですね．臨床をやっていくうえで，感染症は避けて通れないってよくいいますし．

天沢 そういう人は多い…というか大抵の人はそうじゃないかな．ま，導入向けとはいいましたが，本書の内容を掴めば臨床で十二分に活躍できるレベルに到達するので安心してついてきてください．知るとわかると思いますが，上級医ですらも本書のレベルまで到達している人は少ないですから．

まなぶ たしかに，ときどきこれ本当に初学者向けなの！？ と思うところも，正直あります（笑）．

天沢 バレてた？（笑）

まなぶ バレバレでしたよ！

天沢 ま，ときどき脱線したりもしますが，それが天沢流です（笑）．ただ，本書を読み終えたあとでいいので，ぜひ成書を読んでみてください．あることに気がつくでしょう．それは……「ほとんど知っている」という圧倒的な優越感．自慢や不遜ではなく，そういってもらえる自信があります．逆に，そう思ってもらえるような内容でなければ出版する価値はないでしょう？

まなぶ 鳥肌が立ちました！

アモキシシリン（AMPC）

天沢 PCG の経口薬は bioavailability が悪く，あまり使い勝手がよくないのですが，bioavailability を 80％程度まで改良できたものが AMPC です．そのため，外来で頻用されています．

> **重要　AMPC の適応まとめ**
>
> - 急性咽頭炎（※ただし，伝染性単核球症に注意）
> - 中耳炎・副鼻腔炎
> - 梅毒
> - 尿路感染症（外来レベル）
> - 市中肺炎（外来レベル）
> - A 群 β 溶連菌による皮膚軟部組織感染症
> - *H. pylori*

天沢 AMPC は急性咽頭炎と中耳炎・副鼻腔炎に対してよく使われます．まずはこの 2 つをしっかり暗記すれば十分でしょう．

まなぶ 肺炎や尿路感染症は盲点ですね．

天沢 「軽症の肺炎」＋「グラム染色で肺炎球菌がみえた」という 2 つの条件がそろえば AMPC による外来治療も十分可能です．尿路感染症（外来レベル）はセフェム系を 1st choice にしていますが，セフェム系にアレルギーがあるなどの場合には，AMPC でもいいでしょう．

まなぶ なるほど！

天沢 1 点注意して欲しいのが，急性咽頭炎に対して処方するときは伝染性単核球症をしっかり除外することです．というのも EBV に AMPC は禁忌だから．

まなぶ 皮疹を生じるからですね．

天沢 そのとおり！　アレルギー反応とは別の機序で皮疹を生じてしまいます．ただ，実際には鑑別が困難なこともあり，万全を期すならばPCGの経口薬に代替するという意見もあります．ただ，前述のようにPCGの経口薬のbioavailabilityはあまりよくなく，AMPCよりも頻回内服が必要になってしまいます．

まなぶ アドヒアランスが悪くなる可能性を考慮すると，どちらも一長一短なのかもしれませんね．

---

column

歯医者さんで出される予防的抗菌薬の意義

　抜歯を受けた人は経験があるかもしれませんが，感染予防として抗菌薬を出されることがあります（多くはAMPC）．しかし，現在この予防投与には疑問の声が多いです．例えば，国試でも「抜歯後の感染→IE」は有名ですが，重篤な基礎疾患（心疾患など）がない人では感染の可能性はほぼないといわれています．それどころか，毎日の歯磨きのほうが危ないともいわれているくらい．そのため，現在はリスクが高い人を選んで処方すべきといわれています．もし，今もルーチンで抗菌薬を出している歯医者さんを見つけたら，こっそりウンチクを垂れちゃう！？（ほどほどに！！）

アンピシリン（ABPC）

天沢 PCGほどではないですが，点滴で頻回投与が必要になります．病院によってはPCGがないため，PCGの代替薬として使用されることも多いです．

まなぶ PCG を採用していない病院もあるんですね〜.

天沢 ABPC が 1st choice になる菌が 2 つあります. ここではその 2 つを必ず覚えてください.

> **重要** **ABPC の適応まとめ**
>
> ・ 腸球菌
> ・ リステリア
> ・ 尿路感染症（*E. coli* や *Proteus* など）
> ・ PCG の代替

まなぶ 腸球菌とリステリアといえば, どちらもセフェム系が無効な菌でしたね. 髄膜炎を治療するときに ABPC を加えるのは, CTRX でカバーしていないリステリアや腸球菌のためなんですよね.

天沢 excellent!!

ピペラシリン（PIPC）

天沢 PIPC ってどんな抗菌薬かな？

まなぶ VIP 専用（対緑膿菌）の抗菌薬です！ …点滴のみだっけかな？

天沢 そのとおり. 緑膿菌をカバーすべき状況≒入院治療が必須なので, VIP 専用抗菌薬は基本的に点滴になります.

まなぶ なるほど. あまり意識したことはありませんでしたが, たしかにそうですね.

天沢 VIP 専用の抗菌薬は原則点滴（入院）！ と覚えてしまうといいですよ. なかには内服薬で緑膿菌をカバーしているものもありま

すが，基本的に内服で緑膿菌を治療することはないと考えていいです．ちなみに，緑膿菌をピンポイントで治療する場合は，PIPCとPIPC/TAZどちらがよいかな？

まなぶ んー余計なスペクトラムを外すことを考えるとPIPC？？

天沢 素晴らしい！

アモキシシリン/クラブラン酸（AMPC/CVA）

天沢 『わかる』編の復習になるけれど，βラクタマーゼ阻害薬を配合することによって，どんな菌へのスペクトラムが広がったかな？

まなぶ **黄色ブドウ球菌（MSSA）**と**嫌気性菌**の2つですね．主に．

天沢 さすがっ！　この2つをカバーする≒ほとんどの菌に効くというイメージになります．ただし，耐性菌がよほど流行しているなどの事情がなければ，AMPCで治療できるものはAMPCを優先しましょう．

まなぶ そうですよね．重症の場合に，AMPC/CVAを使うというイメージでいいですか？

天沢 いや，重症の場合にはそもそも入院（点滴）が望ましいので，経口薬であるAMPC/CVAの出番じゃないですね．どうしても入院できない事情があるなど特殊な状況ならば，選択しないこともないわけではないですが……．

まなぶ そうすると，AMPC/CVAが1st choiceになることはあるんでしょうか？

天沢 覚えておいて欲しいのは，**動物咬傷**だね．動物（人間も含めて）の口の中は嫌気性菌も含めた雑菌だらけでバッチィんだよね．た

だ, 入院 (点滴) するほどではないことが多いのでよい適応です.

まなぶ 犬や猫は身近だけど意外に危ない, っていいますもんね. ほかにはどうですか?

天沢 んーあとは, 入院治療 (点滴) から外来治療 (経口) に切り替えるときですかね. 具体的には ABPC/SBT → AMPC/CVA という感じです. もちろん, 菌の感受性が良好であれば AMPC に de-escalation するのが◎.

まなぶ なるほど! このあたりの考え方は, 学生にとっては斬新です.

天沢 なので, 成書には AMPC/CVA の適応について腹腔内感染症や誤嚥性肺炎あたりが載っているかと思いますが, どちらかというとこれらは ABPC/SBT の適応疾患なんですよ. それを外来レベルに落としたものが AMPC/CVA でも適応になっている, と考えるとスッキリします.

まなぶ よくわかりました. 使う場面をまとめると①動物咬傷, ② ABPC/SBT 適応疾患を外来で治療するとき, ③ AMPC 耐性が考慮されるときですね!

天沢 exellent!! 適応については次にまとめておきます.

重要 🖕 **AMPC/CVA の適応まとめ**

- 動物咬傷
- 腹腔内感染症 (腹膜炎, 虫垂炎, 憩室炎, 胆道感染など)
- 中耳炎, 副鼻腔炎
- 急性咽頭炎
- 市中肺炎
- 尿路感染症
- 皮膚軟部組織感染症

> **column**
>
> ### 「オグサワ」で副作用を回避せよ！
>
> 本書では商品名はあまり扱わないことにしていますが，AMPC/CVAには成人用と小児用の 2 種類があり，前者の商品名をオーグメンチン®，後者の商品名をクラバモックス® といいます．成人用と小児用の主な違いは CVA の配合比率で，成人用であるオーグメンチン® は CVA の含有量がやや多く，その影響により下痢を起こしやすいといわれています．また，相対的に AMPC の量も少なくなってしまっています．これを解消するために，AMPC/CVA に AMPC を別途追加するという荒業があります．AMPC の商品名はサワシリン®なので，オーグメンチン®とサワシリン®の 2 つを略して「オグサワ」と呼んでいるわけです．

アンピシリン/スルバクタム（ABPC/SBT）

天沢 入院中に使う抗菌薬として，おそらくベスト 3 に入るくらいよく使われている抗菌薬です．BLNAR はカバーできませんが，嫌気性菌によく効くため，誤嚥性肺炎や重症の腹腔内感染症に非常によい適応です．

まなぶ ABPC/SBT は重症用の抗菌薬なんですね．

天沢 そうですね．ABPC/SBT は膿瘍にもよく効くし，混合感染が多い特殊な感染症（例えば糖尿病性足病変 など）にも 1st choice になります．適応となる疾患は非常に多いですが，他の疾患では安易に使用しないよう注意しましょう．

> **重要** ABPC/SBT の適応まとめ
>
> - 肺炎（誤嚥性肺炎も含む）
> - 腹腔内感染症（重症）
> - 糖尿病性足病変
> - 膿瘍（肝膿瘍，脳膿瘍など）
> - 尿路感染症
> - 皮膚軟部組織感染症
> - 急性喉頭蓋炎
> - 動物咬傷（重症）
> - SBP
> - 淋菌

ピペラシリン/タゾバクタム（PIPC/TAZ）

天沢 ABPC/SBT の適応疾患に緑膿菌カバーが必要な場合のみ，適応になります．切り札の1つですね．以上！

まなぶ 終わり！？ スペクトラムが広くなればなるほど，学ぶことが多くなると思っていたんですけど，実際には逆なんですね．

天沢 そうだね．PIPC/TAZ を使う場合というのは，むしろ頭を使うことのほうが少ないね．逆に，1番やっちゃいけないのが「発熱＋長期入院」→「緑膿菌のリスクもあるから PIPC/TAZ」という単純思考．PIPC/TAZ を使用する前提に，ABPC/SBT の適応疾患であるということを忘れないようにしましょう．

まなぶ すごく的確でわかりやすいです！ それを無視してしまうと，長期入院している患者さん全員 PIPC/TAZ になってしまうわけで，そんなのはやり過ぎですよね…（^^;）．

第3章｜使いこなす抗菌薬

column

PIPC/TAZ の Na 含有量に注意

　PIPC/TAZ 4.5 g には Na 9.4 mEq が入っています．通常量では 4.5 g q6hr で使用するため，約 40 mEq/日で入ることになります．心不全がある人なんかではすぐに volume over になってしまうこともあるので要注意！ 特に肺炎と心不全の合併例で，肺炎は治ったけど心不全は悪化してしまった！ ではいけませんよ〜〜．

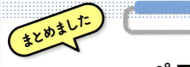

ペニシリン系

ペニシリン系のまとめ

一般名	略称	商品名（例）	投与方法
ペニシリン G	PCG	ペニシリン G	注・内
アモキシシリン	AMPC	サワシリン	内
アンピシリン	ABPC	ビクシリン	注・内
ピペラシリン	PIPC	ペントシリン	注
アモキシシリン/クラブラン酸	AMPC/CVA	オーグメンチン クラバモックス	内
アンピシリン/スルバクタム	ABPC/SBT	ユナシン-S	注
ピペラシリン/タゾバクタム	PIPC/TAZ	ゾシン	注

スペクトラム

一般名	GPC	MSSA	GNR	緑膿菌	嫌気性菌	その他
PCG	○					スピロヘータ
ABPC	◎		△			リステリア 腸球菌
PIPC	○		○	◎		
ABPC/SBT	○	○	○		○	
PIPC/TAZ	○	○	○	○	○	

※ GPC＝グラム陽性球菌（黄ブ除く），GNR＝グラム陰性桿菌（緑膿菌除く）
※ ◎＝メインターゲット，○＝カバーあり，△＝一部のみカバー

主な副作用

高 K 血症（PCG のみ）

まなぶ君のまとめノート

- [ ] 抗菌薬を選ぶときは「なぜほかの抗菌薬ではないのか」を明確にする
- [ ] 抗菌薬の投与量や投与間隔は覚えず，1回1回きちんと調べる
- [ ] どの抗菌薬でもアレルギー，肝障害，消化器症状，骨髄抑制の副作用は出るものとして心得る
- [ ] 経口薬は bioavailability やアドヒアランスの問題があるため点滴より効果が劣りやすい
- [ ] PCG 1200 万単位は 7.2 g で，K を 20.4 mEq 含む
- [ ] PCG は A 群 β 溶連菌，肺炎球菌，緑色レンサ球菌，髄膜炎菌，スピロヘータ，破傷風菌によく効く
- [ ] AMPC は主に急性咽頭炎，中耳炎，副鼻腔炎に 1st choice になる
- [ ] ABPC は腸球菌，リステリアに 1st choice になる（セフェム系無効）
- [ ] PIPC は緑膿菌に 1st choice になる
- [ ] AMPC/CVA は動物咬傷に 1st choice になる
- [ ] ABPC/SBT は誤嚥性肺炎，重症の腹腔内感染症，膿瘍，糖尿病性足病変に 1st choice になる
- [ ] PIPC/TAZ は ABPC/SBT の適応疾患＋緑膿菌カバーが必要なときのみ使用可
- [ ] 急性咽頭炎に AMPC を出すときは必ず伝染性単核球症を除外する
- [ ] β ラクタマーゼ阻害薬を加えることで MSSA，嫌気性菌にもスペクトラムを拡げることができる
- [ ] AMPC/CVA を処方するときは AMPC を加えることで，十分な効力を保ちつつ，CVA による下痢の副作用を起こしにくくさせる

2 ペニシリン系との使い分けが鍵
セフェム系

総論

天沢 セフェム系はペニシリン系と比較されることが多いけど，大きな違いとしては3つ．1つ目は腸球菌とリステリアをカバーしないこと．2つ目は，一部を除いて嫌気性菌にはあまり効かないこと．3つ目は，経口薬が（無駄に）豊富なこと（本書では必要なものしか扱いません）．

まなぶ ペニシリン系≒セフェム系のイメージでしたが異なるんですね．

天沢 同じβラクタム系だから似ているところが多いのも事実だけどね．副作用としては，偽膜性腸炎，嫌酒作用，ビタミンK阻害の3つを覚えましょう．

まなぶ 嫌酒作用？？

---

column

ペニシリン系にアレルギーがあるとき

　ペニシリン系にアレルギーがあるとき，同じβラクタム系であるセフェム系も使えないのでは？　と思われるでしょう．しかし，ペニシリン系とセフェム系の交差反応は10%程度なので，ほとんど問題なく使えます．もちろん注意はしたほうがいいですが，使うべき状況ではきちんと使いたいところです．どんなときもリスクとベネフィットのバランス感覚が大切です．

> **天沢** アンタビュース効果ともいって，お酒との服用でひどい2日酔いの状態になります．薬をお酒で内服してはいけないといわれていますが，セフェム系ではなおのことですね．

> **まなぶ** 酔っ払いたい夜もあります….

> **天沢** ！？

> **まなぶ** 冗談ですよ！（笑）

セファゾリン（CEZ）

> **まなぶ** MSSA用の抗菌薬でしたね．

> **天沢** もう気づいているかもしれませんが，MSSAに使える抗菌薬はそこまで多くありません．そのため，大切に使いたい抗菌薬の1つです．

> **まなぶ** 逆に，CEZをMSSA以外に使う場面はありますか？

> **天沢** ペニシリン系でいえばABPCくらいのカバー力はあります．そのため，尿路感染症や急性咽頭炎にも一応使えます．ただ，先ほど述べたようにCEZは重要な抗菌薬の1つなので，ほかの抗菌薬が使えるならばそっちを使ったほうがいいと個人的には思いますね．あとよく使われるのは**術前の予防投与**．ルーチンで下腹部以外の手術で使用されることが多いです．

> **まなぶ** やっぱり，『わかる』編で覚えたCEZ≒MSSA用であまり問題なさそうですね．

> **重要** 👆 **CEZ（CEX）の適応まとめ**

- 皮膚軟部組織感染症
- 術前の予防投与
- 尿路感染症
- 急性咽頭炎
- 化膿性関節炎
- MSSA

天沢 さて，1点補足しておきましょう．前に bioavailability の話はしましたね．

まなぶ はい．ざっくりいえば，何％血中に入るかという指標でした．

天沢 薬の動態を考えるうえでは bioavailability だけではまだ不十分で，実際には血中に入った成分がどれくらい必要な臓器に届くかということも重要になります．

まなぶ あ，たしかに．いわれてみれば当たり前な気もしますが．

天沢 そして，抗菌薬の種類によって得意な臓器（届きやすい臓器）がそれぞれ異なります．

まなぶ ええ！？　ここに来て，覚え直しですか（T_T）？

天沢 混乱すると思ったから，今までわざと触れませんでした．でも，大丈夫！　臓器移行性の考え方が必要になる場面はそんなに多くありません．ただ，抗菌薬を使わない理由を考えるときにこの考え方なしでは説明できないことがあるのです．

まなぶ ここであえて先生が出してきたということは，CEZ には臓器移行性に問題があるってことですか？

天沢 鋭い！

第3章 | 使いこなす抗菌薬

まなぶ ふふっ．だいたい先生のパターンはわかってきましたよ．

天沢 なんだか悔しいなぁ（笑）．ま，いいでしょう．CEZ は髄液移行性が非常に悪いといわれています．

まなぶ つまり…MSSA による髄膜炎には使えないってことですか？

天沢 そのとおり！ たとえ髄膜炎の起因菌が MSSA で CEZ に感受性があったとしても，de-escalation してはいけません．

まなぶ な，なるほど．臓器移行性…思っていたよりも大事そうですね．

天沢 細かいことをいえば，CEZ はほかに胆道系の移行が悪いなどもありますが，そもそも腹腔内感染症に CEZ を使うことはないので，臨床的に重要ではありません．

まなぶ なるほど！ 具体的に臓器移行性を考慮すべき状況というのはどんなときですか？

天沢 1 番は de-escalation するときですね．スペクトラムや感受性だけで選ぶと，必ず失敗する日がきます．逆にいえば，スペクトラム（＋感受性），bioavailability，臓器移行性の 3 つをクリアすれば，de-escalation はだいたい可能となります．

まなぶ やっぱり抗菌薬は奥が深いですね．急に不安になってきましたよ．

天沢 大丈夫！ さっきも言ったけど，覚えるべき数はそんなに多くないから．覚えておくべき臓器移行性については後ほどまとめておくし，とりあえず臓器移行性の問題で使えないことがあるという事実だけでも知っておいてくれれば，今のところ OK だよ．

89

セファレキシン（CEX）

天沢 CEZ の経口バージョンです．bioavailability は 90％程度．使いどころとしては，軽症の蜂窩織炎を外来で治療するとき．ただ本来であれば，蜂窩織炎は点滴（入院）＋安静が望ましいですけどね．あとは創傷処置後の予防投与なんかにも使われています．

まなぶ 蜂窩織炎といえば，黄色ブドウ球菌と A 群 β 溶連菌が主な起因菌なので，CEZ（CEX）のスペクトラムはバッチリですね．やっぱり，CEX も髄液移行性は悪いんですか？

天沢 悪いです．しかし，髄膜炎を経口薬で治療することはないので，わざわざ覚えなくて大丈夫でしょう．

セフメタゾール（CMZ）

まなぶ たしか，GNR ＋嫌気性菌カバーという，セフェム系のなかでもちょっと特殊な存在であり，腹腔内感染症によい適応の抗菌薬だったかと思います．

天沢 素晴らしいですね．ポイントは軽症〜中等症の腹腔内感染に使うということです．重症の場合には，ABPC/SBT（PIPC/TAZ），MNZ のほうがいいですね．

まなぶ ほかに CMZ の適応はありますか？

天沢 あとは，下腹部手術前の予防投与にも使いますし，前の章でお話した ESBL 産生菌も感受性が残っていれば 1st choice になります．

> **重要 👆 CMZ の適応まとめ**
>
> - 腹腔内感染症（軽症～中等症）
> - 術前の予防投与（腹部外科・婦人科領域）
> - ESBL 産生菌
> - 誤嚥性肺炎
> - 骨盤内感染症

セフロキシム（CXM）

天沢　点滴のセフォチアム（CTM）も同じ系統でありますが，CXM は経口薬として外来の尿路感染症を治療するのに使えます．

まなぶ　髄膜炎にはやっぱり使えないんですよね？

天沢　もちろんです．BLNAR にも効きません．GPC なら CEZ，GNR なら CTRX のほうがよく効くので，やや中途半端な立ち位置の抗菌薬ではあります．ある意味それがよくて尿路感染症（外来レベル）には 1st choice になるんですけどね．

> **重要 👆 CXM の適応まとめ**
>
> - 尿路感染症（外来）
> - 市中肺炎（外来）
> - 中耳炎，副鼻腔炎

セフトリアキソン（CTRX）

天沢　非常によく使われる抗菌薬の1つで，ほかのセフェム系と大きく異なる点が2つほどあります．1つ目は半減期が長いため，1

日1回投与でいいということ（ほかのセフェム系は基本的に頻回投与）．2つ目は肝排泄ということ（ほかのセフェム系は基本的に腎排泄であるため，腎機能障害があれば要調節）．

まなぶ スペクトラムも広いし，1日1回でいいし，腎機能による調節もいらない，ということですね．これは便利ですね！

天沢 そうですね．そのため，「点滴治療が望ましい．でも，どうしても入院が難しい」というときにCTRXは1日1回投与でよいので，毎日通院してもらうことを前提にすれば外来治療も可能となります．

まなぶ なるほどー！

天沢 それから，第3世代以降は髄膜移行性がよくなりました．そのため，髄膜炎の1st choiceはCTRXでいいわけです．

まなぶ 肺炎や尿路感染症を入院で治療するときにも，非常にいい抗菌薬でしたよね．

天沢 さすが！　重症ではないけど入院が必要な尿路感染症（例えば軽症の腎盂腎炎など）ではCTMの点滴でもいいですが，重症なときにはCTRXを選んだほうがよいでしょう．それでは，肺炎におけるABPC/SBTとの違いはなんでしたか？

まなぶ ABPC/SBTは嫌気性菌によく効く．CTRXはBLNARによく効く．誤嚥性肺炎を疑うときにはABPC/SBTで，そうじゃない肺炎（特にグラム染色でインフルエンザ桿菌やモラクセラがみえた場合）ならCTRXを選べばいいわけですね！？

天沢 素晴らしい！　一応，CTRXは横隔膜より上の嫌気性菌ならば効くこともあるといわれていますが，それでもやはり誤嚥性肺炎を積極的に疑うときにはABPC/SBTのほうが望ましいですね．

> **まなぶ**　1つ質問です．SBP（特発性細菌性腹膜炎）にはCTRXよりも，同じ第3世代セフェム系であるセフォタキシム（CTX）のほうがいいって『わかる』編で仰っていましたよね．そろそろ理由を教えてください！

> **天沢**　そうでしたね．同じ第3世代セフェム系ですが，CTRXは肝排泄で，CTXは腎排泄なのです．SBPは肝疾患がベースにあって起こる疾患ですから，CTRXよりもCTXのほうがいいというわけです．

> **まなぶ**　そっかぁ！　理由がわかると面白いですね！！

重要 CTRXの適応まとめ

- 市中肺炎
- 尿路感染症
- 髄膜炎
- 急性喉頭蓋炎
- SBP（※ CTXが望ましい）
- HACEKによる感染性心内膜炎
- 淋菌
- 中耳炎，副鼻腔炎
- スピロヘータ
- SPACE（※緑膿菌は除く）

セフタジジム（CAZ）

> **天沢**　VIP専用（緑膿菌）抗菌薬です．CFPMとの違いを明確にしておくことが大切で，CAZはGPCへの活性がほぼありません．そのため，GPCも合わせてカバーしたいときにはCFPMのほうが

いいですね.

まなぶ FN も含めて CAZ＜CFPM のイメージなんですが，CAZ をあえて使う状況なんてあるんでしょうか？　VIP 専用抗菌薬だから重症の患者さんに使うのが前提ですよね．例えば FN でも，GPC カバーは外せない気がするのですが….

天沢 FN でも CAZ は使えますよ．FN の原因菌として多いのは GPC ですが，致死的なのは GNR（特に緑膿菌）です．そのため，待てる状況であれば CAZ でもよいとされています．ただ，実際にはその判断が難しいため，経験を積むまでは次で扱う CFPM にしておいたほうが無難かもしれません.

まなぶ 上級者向けってことですね！

天沢 しかし，GPC のカバーを本気でするなら MRSA は外せないので，**VCM との併用**が必須になります．VCM があれば GPC カ

---

column

第 3 世代セフェム系の経口薬っていつ使うの？

　外来診療をするとよく目にするのがメイアクト®，フロモックス®，バナン®などの第 3 世代セフェム系の経口薬です．第 3 世代セフェム系ほどのスペクトラムを有するものは，本来入院レベルでしか使う必要がないものなので，これらを使う理由をあえて挙げるとするならば，点滴→経口薬への切り替え時くらいです．いや，それすらもいまひとつ……．というのも，bioavailability が全体的に非常に悪いから（メイアクト® は 20％程度）．中途半端に働くことでよくわからなくなってしまったり，耐性を作る原因になってしまったり……．ニューキノロン系は治す力もそこそこありますから目をつぶれるにしても，治せない抗菌薬を使うのはさすがにマズいですね……．

バーはもう十分なので，CAZ で OK．ほかに GNR による蜂窩織炎では，余計なカバーを外せるので CAZ がよい選択になります．意外に使える抗菌薬なのが CAZ なんですよ．緑膿菌カバーをしたいときの尿路感染症なんかにもいい適応です．

> **重要** **CAZ の適応まとめ**
>
> ・GNR による蜂窩織炎
> ・好中球減少時の発熱（FN）
> ・熱傷
> ・院内感染症
> ・髄膜炎
> ・尿路感染症
> ・肺炎

セフェピム（CFPM）

天沢 CFPM は御三家の１つですが，PIPC/TAZ と比べて少し穴があります．腸球菌，リステリアはもちろんですが，MSSA や嫌気性菌にもいまひとつ．カバーは一応あるのですがオマケ程度です．

まなぶ AmpC 過剰産生菌に対しては，感受性があれば CFPM が 1st choice でしたよね．

天沢 よく覚えていましたね！　AmpC 過剰産生菌に対しては，CAZ はほとんど効かないので CFPM が望ましいです．やや Advanced になりますが，腎機能障害がある人に CFPM を使うとセフェピム脳症という副作用を起こすことがあるため，腎機能障害がある人に CFPM を使用するときには意識状態に注意しましょう．

重要 👆 CFPM の適応まとめ

- 好中球減少時の発熱（FN）
- 熱傷
- 院内感染症
- AmpC 過剰産生菌
- 髄膜炎
- 尿路感染症
- 肺炎

---

column

セフォペラゾン（CPZ）

　最後にちょっと変わったセフェム系を紹介して終わります．セフォペラゾン（CPZ）は第 3 世代のセフェム系なのですが，緑膿菌，腸球菌，嫌気性菌にカバーがあるというやや例外的なセフェム薬抗菌薬です．上記のスペクトラムに加えて胆道排泄であることを理由に，胆道感染症によく用いられています．しかし，実際には著効するわけではなく，CMZ や ABPC/SBT と大差ありません．緑膿菌が不要にカバーされてしまっている点を考慮すると，今のところ 1st choice になることはない抗菌薬です．

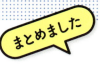

セフェム系

セフェム系のまとめ

一般名	世代	略称	商品名	投与方法
セファゾリン	1	CEZ	セファメジンα	注
セファレキシン セファクロル	1	CEX CCL	ケフレックス ケフラール	経口
セフメタゾール	2	CMZ	セフメタゾン	注
セフォチアム セフロキシム	2	CTM CXM	パンスポリン オラセフ	注／経口
セフォタキシム セフトリアキソン	3	CTX CTRX	セフォタックス ロセフィン	注
セフタジジム	3	CAZ	モダシン	注
セフェピム	4	CFPM	マキシピーム	注

スペクトラム

抗菌薬	GPC	MSSA	GNR	緑膿菌	嫌気性菌	その他
CEZ	△	◎	△			
CMZ		△	○		◎	
CTM	△	○	○			
CTRX	△	△	◎		△	肝排泄，1日1回
CAZ			○	◎	△	
CFPM	△	△	○	◎	△	

※腸球菌，リステリアは一部を除いて無効

主な副作用

・偽膜性腸炎
・嫌酒作用
・ビタミンK阻害（凝固障害）
・セフェピム脳症（主にCFPM）

3 使うべき状況は限られている
カルバペネム系

総論

天沢 総じて，壊死性筋膜炎や敗血症性ショックなど数時間単位で死に至るような最重症感染症に限り，1st choice になりうる抗菌薬です．

まなぶ ということは当然，点滴のみですね．

天沢 そのとおり．また，ESBL 産生菌や AmpC 過剰産生菌にも適応ではありますが，前者は CMZ，後者は CFPM に感受性が残っていることもあるので，待てるような状況であればまずそちらを検討します．

まなぶ カルバペネム系については，逆にカバーしていないものを覚えることにしました．具体的には，MRSA，腸球菌，非定型細菌，*C. difficile* です．カルバペネム系のなかの使い分けはあるんですか？

天沢 カルバペネム系は複数ありますが，本質的にはどれも大差がないので，1 つ好きなものを覚えておけば OK ですよ．

重要 **カルバペネム系の適応まとめ**

- 最重症感染症
（壊死性筋膜炎，敗血症性ショック，院内感染，FN，腹腔内感染など）
- ESBL 産生菌
- AmpC 過剰産生菌
- ノカルジア
- リステリア

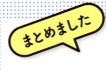

カルバペネム系

カルバペネム系のまとめ

一般名	略称	商品名	投与方法
イミペネム/シラスタチン	IPM/CS	チエナム	💉
パニペネム/ベタミプロン	PAPM/BP	カルベニン	💉
メロペネム	MEPM	メロペン	💉
ドリペネム	DRPM	フィニバックス	💉

スペクトラム

抗菌薬	GPC	MSSA	GNR	緑膿菌	嫌気性菌	その他
IPM/CS	○	○	○	○	○	
PAPM/BP	○	○	○	○	○	
MEPM	○	○	○	○	○	
DRPM	○	○	○	○	○	

主な副作用

- けいれん（特に IPM/CS）
- 味覚異常（特に IPM/CS）

まなぶ君のまとめノート

- [ ] セフェム系とペニシリン系の大きな違いとしては，①腸球菌，リステリアをカバーしていないこと，②一部を除いて嫌気性菌にはあまり効かないこと，③経口薬が（無駄に）豊富であることが挙げられる
- [ ] セフェム系の主な副作用に偽膜性腸炎，嫌酒作用，ビタミンK阻害の3つがある
- [ ] ペニシリン系とセフェム系の交差反応は10%程度である
- [ ] CTRXは1日1回投与かつ肝排泄という特徴をもつ
- [ ] 第1世代セフェム系はCEZ，CEXが代表的である
- [ ] 第2世代セフェム系はCMZ，CXM，CTMが代表的である
- [ ] 第3世代セフェム系はCTRX，CTX，CAZが代表的である
- [ ] 第4世代セフェム系はCFPMが代表的である
- [ ] セフェム系はおおよそ10個程度覚えておけば十分である
- [ ] CEZ（CEX）は髄液への移行性が悪い
- [ ] CEZは皮膚軟部組織感染症，術前の予防投与に1st choiceになる
- [ ] CMZは軽症〜中等症の腹腔内感染症，術前の予防投与（下腹部），ESBL産生菌に1st choiceになる
- [ ] CXMは尿路感染症（外来）に1st choiceになる
- [ ] CTRXは髄膜炎，市中肺炎，尿路感染症，HACEKによる感染性心内膜炎，淋菌に1st choiceになる
- [ ] CTXはSBPに1st choiceになる
- [ ] CAZはGNRによる蜂窩織炎に1st choiceになる
- [ ] CFPMはFN，熱傷，AmpC過剰産生菌，院内感染症に1st choiceになる
- [ ] カルバペネム系は壊死性筋膜炎，敗血症性ショックなど最重症感染症で1st choiceになりうる

4 CAM と AZM をどう使い分けるか
マクロライド系

総論

天沢 マクロライド系はもともと，MSSA を含む GPC や一部の GNR にも感受性があったので，βラクタム系にアレルギーがある人の代替薬としてよい適応でした．しかし，使われすぎたために，これらに耐性を獲得されてしまう結果となりました．そのため，今はマクロライド系といえば非定型細菌をメインターゲットに使用する抗菌薬になります．

まなぶ あと，カンピロバクターなんかにもいいんですよね．

天沢 そうだね！ マクロライド系全体に共通する特徴としては，肝代謝と交差耐性の 2 つを覚えておきましょう．

まなぶ 交差耐性？？

天沢 例えばペニシリン系の場合は，PCG には耐性だけど AMPC には感受性があるなど，同じ系統でもズレがあります．しかし，マクロライド系の場合は，エリスロマイシン（EM）がダメになると，ほかのクラリスロマイシン（CAM）やアジスロマイシン（AZM）も効かなくなってしまいます．このように，同じ系統の中で耐性を共有してしまうものを交差耐性といいます．

まなぶ へぇ！ そんなこともあるんですね．そうすると，使い分けはあまり意味がないのでしょうか？

天沢 2，3 の例外を除いて，基本的にはアジスロマイシン（AZM）だ

け使用できればOKです．例外について，これから説明します．

まなぶ わかりました．あと副作用とかはどうですか？ 実は子どもの頃，この系統の薬を飲んだ記憶があります．ということは，一応小児にも安全ってことですよね！？

天沢 マクロライド系は，小児にも安全性が高いといわれています．しかし，稀ではありますが，無視できない副作用として QT延長による突然死 があります．よくあるcommonなものとしては 消化器症状 ですね．

まなぶ ひぇ〜．知らぬ間にそんなリスクを僕はくぐり抜けてきていたんですね．もっと気軽に使えるイメージでした（＞＜;）．

エリスロマイシン（EM）

天沢 点滴もある マクロライド系というのがEMの特徴です．ただし，頻回投与が必要＋副作用が起こりやすいので，臨床で使うことはほとんどないかもしれませんね．

まなぶ じゃあ覚えなくてもよくないですか！？

天沢 まぁね（笑）．マクロライド系が必要でかつ点滴しか使えないときなんかには一考するとよいでしょう．あと，副作用（下痢）を逆手にとって，ICUに入っているような重症患者さんの腸蠕動を促すという裏技的な使い方もあります．

クラリスロマイシン（CAM）

まなぶ もしかして，僕が子どもの頃に飲んだクラリス®ってこれです

か？？

天沢 クラリス® は CAM の商品名ですね．1 日 2 回投与＋副作用もやや多めなので，やはり CAM より AZM に軍配が上がります．ただし，MAC 症（非定型抗酸菌症）と *H. pylori* に関しては AZM よりも CAM のほうがいいといわれています．CAM はこれら 2 つの疾患のキードラッグでもあるので，できれば温存しておきたいですね．

まなぶ （んー，子どもの頃に飲んだのはいらなかった気がするなぁ）．

> **重要　CAM の適応まとめ**
>
> ・MAC 症（※予防含む）
> ・*H. pylori*
> ・呼吸器感染症

アジスロマイシン（AZM）

まなぶ ジスロマック® は有名ですよね．これも，子どもの頃に飲んだことがある気がします．

天沢 1 日 1 回投与でよいし，副作用も少ないという点で EM や CAM よりも優れています．また，3 日間投与すれば 7〜10 日間くらいは効果が持続するといわれており，投与期間も短くていいというメリットもあります．

まなぶ たしかにスペクトラムもほぼ一緒なら，投与期間や副作用の面を考えると AZM が 1 番よさそうですね！　いや〜〜しかし，GPC や GNR に耐性をもたれなければ，現在のマクロライド系の立ち

位置も違っていたかもしれませんね.

天沢 そうだね. 最近では, 非定型細菌ですらも耐性をもつものが出現
している から, 不必要な使用はやはり避けたいね. もちろん, 出
すべきとき（非定型細菌を疑うとき）にはしっかり出すべきだけ
どね.

まなぶ あと, マクロライド系といえば百日咳とか DPB（びまん性汎細
気管支炎）に対して 1st choice ですよね. 国試で頻出だったの
でよく覚えています.

重要 **AZM の適応まとめ**

- マイコプラズマ
- クラミジア
- カンピロバクター
- 百日咳
- DPB
- トキソプラズマ
- レジオネラ
- ペニシリン系の代替薬

column

PAE

MIC 以下になった後も一定時間，抗菌作用が持続する効果を専門的には PAE（＝Post Antibiotic Effect）といいます．マクロライド系以外にも，テトラサイクリン系，ニューキノロン系，アミノグリコシド系などが PAE をもつ代表的な抗菌薬です．この PAE をもつからこそ，投与回数が少なくていいし，少ない投与期間で済むというわけです（副作用も少なくなる！）．余裕があれば，βラクタム系との違いとして，ぜひおさえておきましょう．

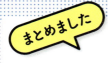

マクロライド系

マクロライド系のまとめ

一般名	略称	商品名	投与方法
エリスロマイシン	EM	エリスロシン	💊💊
クラリスロマイシン	CAM	クラリス，クラリシッド	💊
アジスロマイシン	AZM	ジスロマック	💊💊

スペクトラム

抗菌薬	GPC	MSSA	GNR	緑膿菌	嫌気性菌	非定型細菌
EM	△	△	△			◎
CAM	△	△	△			◎
AZM	△	△	△			◎

主な副作用

・消化器症状（特に下痢）
・QT 延長

5 やっぱりちょっと変わっている抗菌薬
テトラサイクリン系

総論

まなぶ ちょっと癖のある抗菌薬って感じですよね.

天沢 そのイメージで大方いいと思います（笑）. 臓器移行性は全体的によく，投与回数も少なくていい. 意外にも使い勝手はよい抗菌薬の1つです. ただ，小児（8歳未満）や妊婦にはあまり好ましくないのでご注意を.

まなぶ 1つ質問です. 前から気になっていたのですが，重症肺炎を治療するときに ABPC/SBT＋マクロライド系が 1st choice になっている参考書もあるじゃないですか. でも，なんで ABPC/SBT＋テトラサイクリン系じゃないんでしょうか？　副作用が多いからですか？

天沢 それも1つの理由ですが，テトラサイクリン系はペニシリン系との相性があまりよくないのです. βラクタム系＋アミノグリコシド系など，お互いの作用を高め合うものをシナジー効果といいましたが，反対に互いの作用を弱め合ってしまうものがあり，これをアンタゴニズムといいます. ペニシリン系＋テトラサイクリン系はまさにそれに該当するわけです.

まなぶ 強め合うものがあるなら，弱め合うものもあるのは至極当然ですね. ほかにも，アンタゴニズムを起こす組み合わせはあるんですか？

天沢 ありますが，臨床的にはペニシリン系＋テトラサイクリン系だけ

覚えておけば十分ですよ．ただ，使えないというわけではないので，マクロライド系耐性の非定型細菌を疑う場合には，次の手として使用します．

- まなぶ　ほかにテトラサイクリン系で気をつけておいたほうがいいことってありますか？

- 天沢　意外に盲点なのが制酸薬と併用すると血中濃度が落ちるってことかな．テトラサイクリン系は耐性菌を生みやすいといわれているので，効果不十分で終わる→その結果耐性が生じているという可能性が大いにありますね．

- まなぶ　制酸薬は飲んでいる人が多いイメージがあります．

- 天沢　制酸薬をやめられない場合もあるので，その分，しっかり正しい量を使いましょう．抗菌薬の投与量はできるだけ最大にというのが，根本のルールです．

- まなぶ　へぇ〜！

テトラサイクリン（TC）

- 天沢　ほとんど使うことはありません．

- まなぶ　（笑）

ドキシサイクリン（DOXY）

- 天沢　テトラサイクリン系を経口で使いたいときにはこれ．腸から排泄されるという，少しユニークな抗菌薬です．

まなぶ 腎機能障害でも肝機能障害でも調節は不要ってことですね．

ミノサイクリン（MINO）

天沢 MINO は腎臓，肝臓の両方で排泄されるため，どちらか片方だけの障害であれば，基本的に調節は不要です．

まなぶ テトラサイクリン系は調節いらずってことでいいですね（^^）．

天沢 基本的にはね．MINO は経口薬もありますが，**DOXY は経口，MINO は点滴**と覚えておくといいです．MINO は副作用が多くなってしまうので，経口薬でテトラサイクリン系を使いたいときには DOXY に軍配が上がります．DOXY の bioavailability はほぼ 100% なので，効果面でも見劣りはしません．

まなぶ DOXY は経口，MINO は点滴．メモメモ．

天沢 ただし，MINO は**黄色ブドウ球菌に活性が高い**という特性をもっており，一部の MRSA までにも効果があります．そのため，何らかの事情で黄色ブドウ球菌もカバーしたいときには MINO のほうがよいかもしれません．まぁ，滅多にそういう状況はないと思いますが．

まなぶ テトラサイクリン系を非専門医が使うとしたら，どういう場面が多いんですか？

天沢 特殊な感染症に関しては専門医領域なので，皆さんが使うのは非定型細菌，腸管感染症，PID（骨盤内炎症性疾患）が主なところでしょう．これらは外来治療も可能なことが多いので，経口薬である DOXY を使うチャンスだと思います．

第3章 | 使いこなす抗菌薬

重要 🖐 テトラサイクリン系の適応まとめ

- リケッチア
- PID（※ CMZ と併用が望ましい）
- 難治性にきび
- マラリア（予防含む）
- スピロヘータ（特にボレリアは 1st choice）
- 非定型細菌
- 腸管感染症（海外渡航時の予防にも）
- ノカルジア
- リステリア
- 黄色ブドウ球菌（MRSA 含む）
- 梅毒

111

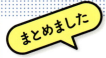

テトラサイクリン系

テトラサイクリン系のまとめ

一般名	略称	商品名	投与方法
テトラサイクリン	TC	アクロマイシン	
ドキシサイクリン	DOXY	ビブラマイシン	
ミノサイクリン	MINO	ミノマイシン	

スペクトラム

抗菌薬	GPC	MSSA	GNR	緑膿菌	嫌気性菌	非定型細菌
TC	△	△	○			○
DOXY	△	△	○			○
MINO	△	○	○			○

主な副作用

・光線過敏症
・歯牙着色
・前庭神経障害（MINO のみ）

第3章 | 使いこなす抗菌薬

6 さて，いつ使うべきか…
ニューキノロン系

総論

まなぶ 「便利で楽なのがいいっすね〜〜」の最強版キタッ！

天沢 そういえば，そういう話を『わかる』編でしましたね（笑）．1日1回投与でいいし，中枢を除いて移行性は良好だし，bioavailability もほぼ100％に近いからね〜．

まなぶ bioavailability がほぼ100％なら，点滴はいらなくないですか？

天沢 薬理学的にはね．ただ，経口摂取が難しい人もいますし，鉄剤や下剤と併用すると吸収率が悪くなってしまうといわれています．特に日本ではマグミット®を漫然と飲んでいる人も多いから，点滴のほうが望ましい場面もあるかもしれないね．

まなぶ そっか〜．机上の話だけではなく，現実的な面もみないといけないんですね．

天沢 医学と医療は似て非なるものですから．さて，そんな使いやすいニューキノロン系ですが，処方する前に3つの注意事項があります．

まなぶ 意外に多いですね（汗）．

天沢 ふふ．まず1つ目は，小児・妊婦には禁忌ということ．2つ目はNSAIDs と併用しないこと．国試でも有名な知識だから知っていると思いますが，けいれんを誘発するといわれています．むしろこれに関しては，皆さんのほうが間違えないかもしれません．し

113

かし，医者になると意外に忘れがちな pitfall です．何気なく解熱薬を出すようになってしまうとハマりますね．そして3つ目が最も重要で，気軽に使わない（ほかの抗菌薬ではダメなのか）ということです．一応，VIP 専用（緑膿菌）の抗菌薬でもありますし，抗結核薬としても使われることもあります．もし処方するときがきたら，これら3つの条件に該当しないかは毎回必ずチェックしてくださいね．

- まなぶ：3つ目が最大の難関ですね（^^;）．

- 天沢：つまり…そういうことです（笑）．

シプロフロキサシン（CPFX）

- 天沢：LVFX との違いをおさえておけばいいでしょう．CPFX は1日2回投与であり，肺炎球菌に効かないというのが特徴です（嫌気性菌も）．

- まなぶ：肺炎にはあまり使えなさそうですね．

- 天沢：そうですね．肺炎の1番多い原因菌である肺炎球菌をカバーしていませんから．しかし，黄色ブドウ球菌や緑膿菌に関しては LVFX よりも活性が高いといわれています．

レボフロキサシン（LVFX）

- 天沢：1日1回投与で，肺炎球菌にも効きます．商品名はクラビット®といいますが，どこかで聞いたことあるんじゃないでしょうか？

- まなぶ：げっ（汗）．この前，風邪だと思って病院にいったら，「念のため」

第3章｜使いこなす抗菌薬

とかいわれてクラビット®を処方されました.

天沢 あらら（＾＾;）.

まなぶ ついでにロキソニンも「発熱時　頓用」で出されていましたよ. 2つも前提条件に引っかかっているじゃないですか（汗）. 知らないって本当に怖いですね～（T_T）.

天沢 「適応まとめ」を見てもらえればわかると思うけど, ほとんど1st choiceになることのない抗菌薬です. 挙げるとするならば**レジオネラ**くらいかな. 腸管感染症も一応1stにはなっていますが, だいたいの腸管感染症は保存療法でOKなので, 使う場面はほとんどありません.

まなぶ 適応は多いけど, 必要なことはほとんどないんですね. 勉強になりました. やっぱり, 「便利で楽なのがいいっすね～～」の誘惑には負けたくないな（＞＜）.

重要 🖑 **ニューキノロン系の適応まとめ**

- **レジオネラ**
- **腸管感染症**（※カンピロバクターは除く）
- 尿路感染症
- 市中肺炎
- 非定型細菌
- 皮膚軟部組織感染症
- MAC症
- FN
- ESBL産生菌

115

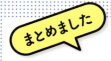

ニューキノロン系

ニューキノロン系のまとめ

一般名	略称	商品名	投与方法
シプロフロキサシン	CPFX	シプロキサン	💉💊
レボフロキサシン	LVFX	クラビット	💉💊

スペクトラム

抗菌薬	GPC	MSSA	GNR	緑膿菌	嫌気性菌	非定型細菌
CPFX	△	○	○	○		○
LVFX	○	△	○	○	△	○

主な副作用

- 中枢神経症状（頭痛，めまい，不眠，意識障害など）
- アキレス腱断裂（高齢者）
- 骨障害（若年者）
- けいれん（NSAIDs との併用）

まなぶ君のまとめノート

- [ ] マクロライド系は非定型細菌がメインターゲットになる
- [ ] マクロライド系は肝代謝である
- [ ] マクロライド系の重大な副作用としてQT延長がある
- [ ] EMはICU患者の腸管蠕動を促すときに1st choiceになる
- [ ] CAMはMAC症, *H. pylori*に1st choiceになる
- [ ] AZMはマイコプラズマ, クラミジア, カンピロバクター, 百日咳, DPBに1st choiceになる
- [ ] テトラサイクリン系はペニシリン系とアンタゴニズムを起こす
- [ ] テトラサイクリン系の副作用には光線過敏症, 歯牙着色がある
- [ ] DOXYは経口で, MINOは点滴で使用する
- [ ] DOXYは腸管排泄で, MINOは腎・肝排泄であり, 調節は基本的に不要
- [ ] MINOは黄色ブドウ球菌に活性が高いが, 前庭神経障害など固有の副作用をもつ
- [ ] テトラサイクリン系はリケッチア, PID, 難治性にきび, マラリア, ボレリアなど特殊な感染症に1st choiceになる
- [ ] ニューキノロン系は1日1〜2回投与で, bioavailabilityもほぼ100%だが, 中枢への移行性は悪い
- [ ] ニューキノロン系は鉄剤や下剤などと併用すると吸収率が落ちる
- [ ] ニューキノロン系はNSAIDsと併用するとけいれんを起こす
- [ ] ニューキノロン系の副作用には中枢神経症状やアキレス腱断裂がある
- [ ] ニューキノロン系は小児・妊婦に禁忌である
- [ ] ニューキノロン系は緑膿菌や結核にもスペクトラムをもつ
- [ ] CPFXはLVFXと違って, 肺炎球菌をカバーしないが, 黄色ブドウ球菌や緑膿菌への活性は高い
- [ ] ニューキノロン系はレジオネラや腸管感染症に1st choiceになる

7 非専門医の使いドコロをおさえる
アミノグリコシド系

総論

天沢 アミノグリコシド系の特徴を覚えていますか？

まなぶ 好気性のグラム陰性菌によい適応の抗菌薬ですが，主に使用するのは**ペニシリン系とのシナジー効果**だったかと思います．

天沢 素晴らしい！

まなぶ 上級者向けの抗菌薬って感じですね．

天沢 たしかに，やや上級者向けといわれています．ですが，実は身近なところでも使われているんですよ．例えば「ゲンタシン® 軟膏」なんて聞いたことがあるんじゃないかな．

まなぶ 創部処置なんかに使う軟膏ですよね．

天沢 ゲンタマイシンは MSSA にも効くから，**皮膚軟部組織感染症（軽症）に対する外用薬**としても使われています．あと，「リンデロン®-VG」なんかも有名だよね．

まなぶ あれ？ 「リンデロン」ってステロイドじゃないんですか？

天沢 あ，そっちじゃなくて「リンデロン®-VG」の「G」です．これは「Gentamicin」の「G」なんです．

まなぶ へぇ〜！ 面白いですね．たしかにどちらもよく聞く商品名です．あっ！ 今ふと思いついたんですけど，「好気性」ってことは空気が多い肺とかの治療にも向いてるような気がします．…どうで

しょうか！？

天沢 たしかに菌のスペクトラムを考えると悪くないようにみえるけど，残念ながら肺への移行性が悪いため使えません．また，肺だけでなく，中枢や胆道にも移行性が悪いので髄膜炎や胆嚢炎にもイマイチですね．

まなぶ むむむ……．

天沢 個人的には，アミノグリコシド系は①敗血症（IE含む），②尿路系，③結核の3つに使えると覚えています．

まなぶ 待っていました！ クリアカットな視点！！

天沢 （笑）．そのほかにアミノグリコシド系の特徴としては，内服がなく，1日1回投与でいいこと．妊婦さんには好ましくないってところですかね．

まなぶ βラクタム系以外の抗菌薬は，なんだか妊婦や小児に禁忌のものが多いなぁ．

ゲンタマイシン（GM）

天沢 軟膏を除けば，ペニシリン系とのシナジー効果が主な用途であり，特に腸球菌が原因であるIEにはいい適応になります．

まなぶ なるほど．VCMとのシナジー効果もあるんですか？

天沢 一応あるといわれていますが，正確には不明です．1ついえることとしては，アミノグリコシド系単剤では副作用である腎機能障害はあまり起こりませんが，VCMなどの腎機能障害の副作用がある薬剤と併用すると，腎機能障害が起こりやすくなるというマイナスの情報くらいです．

まなぶ どちらも腎機能障害の副作用で有名な抗菌薬ですね．なるほど……．ほかに GM の使い道はありますか？

天沢 そもそもの適応は GNR なので，それによる重症感染症（例えば FN とか尿路感染症とか）には適応があります．ただ，これらに対してはほかにもよい抗菌薬があるので，GM をあえて 1st choice にする理由はありません．

> **重要** GM の適応まとめ
>
> - ペニシリン系とのシナジー効果（※特に腸球菌）
> - 皮膚軟部組織感染症（軽症）（※軟膏として）
> - FN
> - 尿路感染症

トブラマイシン（TOB）

天沢 GM との違いがポイントになります．TOB のほうが GM よりも緑膿菌に活性が高いといわれています．その代わり，腸球菌やセラチアには GM のほうがよい．つまり，アミノグリコシド系で緑膿菌をねらうときには TOB を考慮するとよいでしょう．

まなぶ TOB は緑膿菌！

アミカシン（AMK）

天沢 ノカルジアや MAC 症の治療に用いることはありますが，あくまで 3，4 番目の手段です．専門医向けの抗菌薬といえるでしょう．

第3章｜使いこなす抗菌薬

まなぶ なんとなくですが……アミノグリコシド系は上級者向けと割りきって使いドコロを絞って使ったほうが，非専門医にとってはいいような気がしてきました．慣れないことは自分１人でするものじゃないと思います．どんなことでもそういえるんでしょうけど……．

天沢 まなぶ君のいうとおりですね．ほかにもストレプトマイシン（SM）やカナマイシン（KM）など抗結核薬として使われるアミノグリコシド系があります．ただ，結核の治療はほかの細菌治療とは一線を画する部分があり，それだけで１冊の本が書けてしまうくらいの内容なので，本書では触れないこととします．

まなぶ 結核の診断は全員ができるべきだけど，治療は専門医のもとで受けるのが望ましいということですね．診断方法については，もう１度『わかる』編で復習しておきます！

天沢 偉いね！　ま，いろいろ話してきたけど，GMさえしっかり使えるようになれれば，アミノグリコシド系については十分だと思いますよ．

121

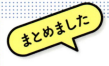

アミノグリコシド系

アミノグリコシド系のまとめ

一般名	略称	商品名	投与経路
ゲンタマイシン	GM	ゲンタシン	💉
トブラマイシン	TOB	トブラシン	💉
アミカシン	AMK	アミカシン	💉

スペクトラム

抗菌薬	GPC MSSA	GNR	緑膿菌	嫌気性菌	その他
GM	△	○	◎		
TOB		○	◎		
AMK		○	○		ノカルジア 非定型抗酸菌症

主な副作用

・腎障害（可逆的）
・耳障害（不可逆的）

8 臨床の幅を広げてくれる
その他覚えておきたい抗菌薬

ST合剤

天沢 国試で有名なニューモシスチス肺炎やトキソプラズマのイメージが強いかもしれませんが，GPCやGNR（緑膿菌除く）にも効く，意外と広いスペクトラムを有する抗菌薬でもあるのです．また，臓器移行性は全体的に良好であり，bioavailabilityもほぼ100％です．

まなぶ すごい！

天沢 ただ，副作用のイメージが先行するためか，使いにくい感が定着してしまっています．具体的には皮疹，消化器症状，骨髄抑制，高K血症など．

まなぶ うーん．なんとなく使いにくいっていうイメージは僕ですらもありますよ．でも，HIV感染者にはニューモシスチス肺炎に対する本剤の予防内服が必須ですよね．

天沢 たしかに，HIV感染者やステロイドユーザーなどの免疫抑制者ではST合剤の予防内服を行うことがあります．ですが残念なことに，HIV感染者では健常人と比べて，副作用が出る確率がグッと上がってしまうのです．皮疹に至っては，なんと2人に1人も起こってしまうといわれていますから，程度によっては予防内服を断念するケースもあるのです．

まなぶ 使いたい人に副作用が出やすいとは…ジレンマですね．あ！先生！！1つ気づいちゃいました．有名な副作用である腎機能障

害が抜けていますよ！

天沢 え，有名なの（笑）？ **見かけ上 Cr 上昇**を起こすことはありますが，これは腎臓における Cr 排泄が阻害されて上昇しているだけなので，腎機能障害とは別です．もともと腎機能障害がある人では，たしかに悪化することもあるのですが，そうでない人ではむしろ稀ですよ．

まなぶ な，な，な，なんと！

天沢 ついでにウンチクを1つ．ST 合剤はスルファメトキサゾール（S）とトリメトプリム（T）の合剤なのですが，これらはシナジー効果をねらって配合されています．

まなぶ へぇ！ …でも，フルネームを覚える気にはなれません（＾＾;）．

天沢 （笑）．「適応まとめ」をみてください．スペクトラムが広い＆臓器移行性がいいため，きっと思っていたよりも適応が多いんじゃないでしょうか．ただ，1st choice になる場面はそんなに多くないので，あくまで次の手段として知っておくといいでしょう．あ，そうそう．新生児や妊婦さんには禁忌です．

まなぶ ちょっとニューキノロン系に似ているかも．

> **重要 ST合剤の適応まとめ**
>
> - ニューモシスチス（※予防含む）
> - トキソプラズマ（※予防含む）
> - ノカルジア
> - 尿路感染症（※特に前立腺炎によく効く）
> - 市中肺炎
> - 髄膜炎
> - 中耳炎，副鼻腔炎
> - 皮膚軟部組織感染症
> - レジオネラ
> - リステリア
> - ペニシリンの代替薬

クリンダマイシン（CLDM）

天沢 基本的には嫌気性菌カバーを目的として投与する抗菌薬です．具体的には誤嚥性肺炎や腹腔内感染症あたり．ただ，後者の場合はバクテロイデスの耐性が増えてきているので，なかなか効かなくなってきてしまっているのが現状です．

まなぶ ほかに用途はありますか？

天沢 CLDMはGPC（腸球菌除く）もカバーしているので，ペニシリン系の代替薬として用いられることもありますね．

まなぶ なんだか，マクロライド系に似ていますね．

天沢 たしかに肝排泄だし，PAEをもっている点もマクロライド系に似ています．しかし，CLDMはマクロライド系ほどGPCに耐性をもたれていません．そのため，日本ではマクロライド系よりもCLDMのほうが代替薬として使いやすいといえるでしょう．

まなぶ 移行性や bioavailability はどうですか？

天沢 中枢への移行性はほぼありません．なので，当然髄膜炎では使えませんね．bioavailability は 90％程度と良好です．

まなぶ なんだか二番手感が漂いますね…．1st choice になることはありますか？

天沢 ん～そうだなー．例えば，A 群 β 溶連菌による壊死性筋膜炎に β ラクタム系と併用するなんかが代表的だね．これは菌そのものを狙い撃つというよりも，CLDM には毒素を抑える効果があるといわれているためなんだ．

まなぶ 壊死性筋膜炎の場合は，嫌気性菌との混合感染の可能性もあるので，CLDM の併用は理にかなっていそうですね．

> **重要** CLDM の適応まとめ
>
> ・A 群 β 溶連菌の壊死性筋膜炎（※必ずペニシリン系と併用）
> ・誤嚥性肺炎
> ・腹腔内感染症
> ・ペニシリン系の代替薬

アズトレオナム（AZT）

天沢 薬理学的には β ラクタム系に分類されますが，実際はアミノグリコシド系に類似する抗菌薬です．GNR（緑膿菌を含む）が主なスペクトラムであり，アミノグリコシド系と同様に尿路感染症あたりに使えます．

まなぶ ペニシリン系にアレルギーがあっても使えますか？

第3章│使いこなす抗菌薬

天沢 大丈夫です．アミノグリコシド系との違いは，中枢以外への移行性は良好で，副作用もほとんどないことです．**副作用の少ないアミノグリコシド系**と覚えておくといいんじゃないでしょうか．

まなぶ めちゃめちゃいいじゃないですか！！　これは新しい時代がやってきましたね．

天沢 と・こ・ろ・が！

まなぶ ！？

天沢 AZT は耐性をもたれやすいので，単剤での使用は推奨されていません．

まなぶ がーーん．よくよく考えてみれば，そんなすごい抗菌薬であればもっと有名になっているはずですよね……．

天沢 まぁまぁ，そう落ち込まずに（笑）．**CLDM と AZT のコンビネーション**なんかは結構いいですよ〜．GPC（MSSA 含む），GNR（緑膿菌含む），嫌気性菌とスペクトラムだけなら PIPC/TAZ に劣らないくらいはありますから．併せて腹腔内感染症とかに使えます．

まなぶ おお，なるほど！！

天沢 細かい点ですが，一応 β ラクタム系に属するので ESBL 産生菌や AmpC 過剰産生菌には無効になります．ただし，通常の β ラクタマーゼには分解されません．ちょっと複雑なので，使用する際には本書をさらっと見直してもらえると幸いです．

まなぶ CLDM と AZT の組み合わせは困ったときの次の一手に使えそうですね！

127

> **重要　AZT の適応まとめ**
>
> ・尿路感染症
> ・肺炎
> ・髄膜炎
> ・関節炎

メトロニダゾール（MNZ）

天沢　MNZ の特徴を教えてください．

まなぶ　えーっと，GPC や GNR などの一般細菌にはイマイチだけど，**嫌気性菌**や**原虫**によく効く，ちょっと変わった抗菌薬です．

天沢　素晴らしい！　よく勉強していますね．bioavailability はほぼ 100％で臓器移行性も非常によいです（膿瘍にも届く！）．

まなぶ　ここ（3-8）で扱っている抗菌薬は，臓器移行性や bio-availability が良好なものばかりですね！　ところで，MNZ の適応は具体的にどんなものがあるんでしょうか？

天沢　基本的には，**嫌気性菌カバー（特に横隔膜より下）**が適応になってきます．例えば**偽膜性腸炎（軽症）**には 1st choice になりますね．原虫だと，赤痢アメーバ，トリコモナス，ランブル鞭毛虫あたりが 1st．あと，*H. pylori* の除菌に 2nd choice として用いられます．

まなぶ　なるほど！

天沢　副作用はそう多くはありませんが，神経症状（特に味覚障害）やセフェム系でも出てきた嫌酒作用が有名です．あと妊娠 3 か月

以内には禁忌です．

まなぶ ということは，これでも酔うことができ……

天沢 ！？ …まぁ，まなぶ君に何があったのかはあまり深くツッコまないでおきましょう（笑）．

> **重要** MNZ の適応まとめ
>
> - 偽膜性腸炎（軽症）
> - 赤痢アメーバ
> - トリコモナス
> - ランベル鞭毛虫
> - 嫌気性菌（※腹腔内感染症など）
> - *H. pylori*

リファンピシン（RFP）

まなぶ …あれ？ RFP って抗結核薬では？？

天沢 そうだね！ 抗結核薬のなかでも治療の中心となる，いわゆるキードラッグだよ．bioavailability や臓器移行性も良好な抗菌薬です．

まなぶ どうせまた，サブキャラって感じなんですよね……．

天沢 ん〜〜でもまなぶ君にとっては重要になるかもよ？

まなぶ おお！ そういうのを待っていました！！

天沢 RFP は結核以外にも黄色ブドウ球菌や GNR（緑膿菌除く）にもカバーがあります．抗結核薬として重要な薬だから気軽に使って

はいけませんが，例えば髄膜炎に対する奥義としても使うことができます．

まなぶ お，奥義！ なんかカッコいい．

天沢 それから，髄膜炎菌の予防投与にも使います．髄膜炎菌は日本では稀ですが，医療者は曝露するリスクが高いので知っておくべきでしょう．

まなぶ 髄膜炎を診た際にはRFPも頭の片隅においておけってことですね！

天沢 そのフレーズ，いいね！ もし内服することになったときにビックリしないようにいっておくけど，尿や汗がオレンジ色になることがあります．患者さんに投与するときにはちゃんと説明しておいてね．意外と知られていないけど，コンタクトレンズも染まってしまいます．

まなぶ それ，知らないとマジ怖いですね．

> **重要 RFPの適応まとめ**
>
> ・結核
> ・髄膜炎（※髄膜炎菌の予防にも）
> ・黄色ブドウ球菌

クロラムフェニコール（CP）

天沢 CPってどんなイメージですか？

まなぶ うーん，副作用がやばいから使えないイメージです．

第3章 | 使いこなす抗菌薬

天沢 いい得て妙ですね．再生不良性貧血，gray baby症候群など重い副作用が大きく取り上げられ，現在ではほとんど使う機会のない抗菌薬です．

まなぶ gray baby症候群ってなんですか？

天沢 チアノーゼや嘔吐をきたして3日以内に亡くなってしまうものです．肝機能が未熟である新生児で起き，亡くなる直前に皮膚が灰色になったことからこう呼ばれています．

まなぶ 使わないなら覚えなくてもいい！ ……わけないか．先生がここに出した時点で．

天沢 （笑）．ま，肩の力を抜いてください．手段の1つとして知っておいてもいいかも，くらいです．

まなぶ ほっ．…いや，覚えます．

天沢 CP自体はGPC（MSSA・腸球菌除く），GNR（緑膿菌除く），嫌気性菌，非定型細菌とかなり広いスペクトラムをもっています．なので，髄膜炎の主な起因菌をほぼ網羅しているんですよ．

まなぶ 肺炎球菌，インフルエンザ桿菌，髄膜炎菌，リステリア…本当ですね！ 新生児に多い大腸菌やGBSなんかもカバーしている．

天沢 さらにCPは中枢への移行性もよいので，髄膜炎に適応があるのです．髄膜炎の致死率を考えれば，副作用の可能性にもある程度は目をつぶれることでしょう．ほかの抗菌薬が使えないときの最終奥義として知っておくと，選択の幅が広がっていいと思います．ほかに致死的であるIEや重症肺炎なんかの選択肢にあげてもいいかもしれません．

まなぶ なるほど！ つまり，副作用というデメリットを上回る治療のメリットがあれば使うことも検討していいんですね．

131

天沢 素晴らしい！　そういうことです．ただ，注意して欲しいのはペニシリン系とアンタゴニズムを起こすということ．ほかにペニシリン系とアンタゴニズムを起こす抗菌薬といえば……？

まなぶ えーっと……テトラサイクリン系！

天沢 正解！

まなぶ ペニシリン系とアンタゴニズムを起こすのは，テトラサイクリン系と CP の 2 つ．メモメモ．

天沢 それから，アミノグリコシド系と同じく軟膏として皮膚軟部組織感染症にも使えます．ただ，アミノグリコシド系と違って主要菌の 1 つである MSSA にはイマイチですけどね．ほかにも腟錠としてトリコモナスの治療もできます．1st choice である MNZ は妊娠 3 か月以内には禁忌であるため，妊婦さんのトリコモナスを治療するときに活躍してくれます．まぁ，このあたりは婦人科領域なので，非専門医が処方することはなかなかないとは思います．

まなぶ CP は最終奥義！　最後にはこいつがいると思えば，心に余裕も生まれそうです．

重要 CP の適応まとめ

- 髄膜炎
- IE
- 肺炎
- 皮膚軟部組織感染症（※軟膏）
- トリコモナス（※腟錠）

第3章 | 使いこなす抗菌薬

天沢 この章はやや細かいところもあったので一度に全部覚えるのは難しかったかもしれません．ですが，焦りは禁物．やはり優先すべきは**基本の抗菌薬を完璧**にすることです．ここで扱ったものは，サブ要素の強いものばかりなので，余裕が出てきてから使えるようになれればいいかと思います．

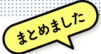

その他覚えておきたい抗菌薬

その他まとめ

一般名	略称	商品名	投与方法
ST 合剤	ST	バクトラミン，バクタ	注・経口
クリンダマイシン	CLDM	ダラシン	注・経口
アズトレオナム	AZM	アザクタム	注
メトロニダゾール	MNZ	アネメトロ，フラジール	注・経口
リファンピシン	RFP	リファジン	経口
クロラムフェニコール	CP	クロロマイセチン	注・経口

スペクトラム

抗菌薬	GPC	MSSA	GNR	緑膿菌	嫌気性菌	その他
ST	○	○	○			ニューモシスチス トキソプラズマ ノカルジア
CLDM	△	○			○	非定型細菌△
AZT			○	○		
MNZ					◎	原虫
RFP		○	○			結核
CP	△		○		○	非定型細菌

主な副作用

- ST ：皮疹，高 K 血症，見かけ上の Cr 上昇
- CLDM：偽膜性腸炎
- MNZ ：神経障害（特に味覚障害），嫌酒作用
- RFP ：肝障害，血小板減少，尿・汗がオレンジ色に変色
- CP ：再生不良性貧血，gray baby 症候群

9 MRSA → VCM が定番！ ほかは…？
抗 MRSA 薬

バンコマイシン（VCM）

まなぶ　抗 MRSA 薬といえば，真っ先に VCM が思い浮かびます．

天沢　VCM は MRSA を含めた GPC すべてに効きます．肺炎球菌（耐性含む），腸球菌，CNS など．反面，GNR はカバーしません．

まなぶ　MRSA に対しては VCM が 1st choice の抗菌薬なんですよね．

天沢　そのとおり！　ほかにも抗 MRSA 薬はありますが，**まず VCM から考える**というのが定石です．VCM を使うときには 2 つの副作用に注意しましょう．1 つは腎機能障害，もう 1 つは redman 症候群です．

まなぶ　redman 症候群？？

天沢　VCM 使用後に発熱と真っ赤な発疹（主に上半身）を起こすことがあり，redman 症候群と呼ばれています．一種のアレルギー反応なので，対策としてはゆっくり投与する（1 時間以上），抗ヒスタミン薬を併用するなどが挙げられます．

まなぶ　red＋man ってことですか．そのまま過ぎぃ（笑）．腎機能障害の対策は何かありますか？

天沢　1 つは**血中濃度をモニターしていく**ことです（TDM：Therapeutic Drug Monitoring）．**トラフ値の目標は 15〜20μg/mL** で，これに近づけるように投与量を調節します．トラフ値とは抗菌薬投与直前の VCM の血中濃度のことなので，測定すると

きは抗菌薬投与前に採血することをお忘れなく．ただ，実際に血中濃度と副作用との関係性は明らかになっているわけではないため，あくまで指標の1つに過ぎません．

> **重要　VCM の適応まとめ**
>
> ・偽膜性腸炎（重症）
> ・MRSA
> ・GPC 全般（特に CNS や *E. faecium* など）

リネゾリド（**LZD**）

天沢　VCM を含めたほかの抗 MRSA 薬が使えないときに使用を考慮します．LZD は肝排泄なので VCM と違って腎機能障害があっても調節不要ですし，bioavailability もよいです．

まなぶ　それならなぜ，LZD が MRSA に対する 1st choice の抗菌薬にならないんですか？

天沢　なかなか鋭いね．理由は色々あるけれど，1つは高価だから．そのため，2〜4週間までしか使えないことになっています．基本的に黄色ブドウ球菌はしつこい菌だから，2週間程度じゃ不十分な治療で終わっちゃうこともあるよね．

まなぶ　お金の問題ですか！？

天沢　これからの医療を考えていくうえでは必須の要素ですよ．

まなぶ　……．

天沢　医学的な側面としては，2週間以上使用すると副作用が増えてしまうということもあります．1番有名なものがセロトニン症候群

第3章 | 使いこなす抗菌薬

というもので，セロトニンが過剰になることで頭痛や消化器症状を起こします．

まなぶ この薬，SSRI との併用は相互注意といわれているのはそういう理由なんですね．

天沢 おお，ずいぶんマニアックなことを知っていますね（笑）！ セロトニンは増え過ぎたらアカンということです．チーズや赤ワインも控えたほうがいいといわれていますね．ほかに，**末梢神経障害**も有名です．

まなぶ 問題はお金と副作用か〜．

天沢 一番使い慣れていて，一番データが揃っているのが VCM，というのが，最も大きな理由かもしれません．やや Advanced ですが，LZD はリステリアや嫌気性菌なんかにも効果があるといわれています．余裕があれば覚えておくといいでしょう．

重要 🖐 **LZD の適応まとめ**

- VRE
- MRSA
- 多くの GPC
- リステリア
- ノカルジア
- MAC 症
- 嫌気性菌

137

テイコプラニン（TEIC）

天沢 VCM や LZD は経口薬もありましたが、ここからは点滴のみになります。

まなぶ 投与経路は大切ですよね。

天沢 TEIC は VCM に類似する抗菌薬で、副作用もほぼ一緒です。ただし、VCM よりも副作用の頻度が少ないです。

まなぶ おぉ！ スゴイ！！

天沢 ただし、TEIC は VCM が何らかの理由で使えないときに適応になります。ここは忘れないでください。VCM 同様に TDM が必要であり、トラフ値の目標は 10〜15μg/mL になります。

> **重要 TEIC の適応まとめ**
>
> ・MRSA
> ・多くの GPC

キヌプリスチン/ダルホプリスチン（QPR/DPR）

天沢 QPR/DPR は LZD に類似する抗菌薬で、MRSA や腸球菌に適応があります。LZD と大きく異なる点は、*E. faecalis* に効かないということ。まぁ、多くの *E. faecalis* は ABPC に感受性が残っているので、そこまで問題にはなりませんけどね。

まなぶ ペニシリン系耐性が多い *E. faecium* ではなく、*E. faecalis* に無効というのは、面白い特徴ですね。

天沢 そうですね。あと、一部の嫌気性菌や淋菌なんかにも効果を発揮

します．ただし，これらの積極的な適応ではありません．

まなぶ あ！ QPR/DPR と 2 つ合わさっているのはもしかして…！？

天沢 シナジー効果ですね．

> **重要　QPR/DPR の適応まとめ**
>
> - VRE（※ *E. faecium* のみ）
> - MRSA
> - 一部の嫌気性菌
> - 淋菌

ダプトマイシン（DAP）

天沢 主に MRSA や VRE に適応があります．分子量が大きいため，点滴しかありません．

まなぶ これ，病院実習で使っているのをみたことがあります．

天沢 VCM とほとんど同様の効果を有しながら，1 日 1 回投与でいい，副作用が少ない，TDM も不要ということから，最近使用頻度が増えている抗菌薬です．

まなぶ いいですね！！

天沢 ただし，ダプトマイシン（DAP）には 3 つの注意点があります．肺炎，髄膜炎に使ってはいけない，CK 上昇がないかフォローが必要，副作用の好酸球性肺炎に目を配る，という 3 点です．

> **重要　DAP の適応まとめ**
>
> - MRSA
> - VRE

アルベカシン（**ABK**）

天沢 ABK はアミノグリコシド系に属する抗菌薬ですが，MRSA をカバーしています．ただ，ほかにもよい抗 MRSA 薬はあるので，あえて ABK を使う場面はないと思いますが……．

まなぶ そういうものもあるものだと頭の片隅にはおいておきます！

抗 MRSA 薬まとめ

天沢 お疲れ様でした．抗 MRSA 薬は VCM と LZD に大きく分けて，前者は TEIC，後者は QPR/DPR が類似する．そして両者の中間くらいに DAP があると覚えておくとスッキリすると思います．ABK はオマケ（笑）．そして，抗菌薬の章はこれで終了ですね．よく頑張りました．お疲れ様です．

まなぶ ありがとうございました！ すごく楽しかったのであっという間でした．

天沢 抗菌薬を細かくみていくと 1 つひとつに特徴があり，抗菌薬の選択をするためには，スペクトラム，bioavailability，臓器移行性，投与経路，副作用，相互作用，価格などさまざまな要素が複合していることを知ったと思います．しかし，その多くは経験的に済む問題であり，途方に暮れる必要はありません．極論をいってしまえば，本書の 1st choice だけ覚えてしまえば無難な治療はできるわけです．しかし，そこで終わってしまえば感染症の醍醐味は全く味わえないし，それだけでは救うことができたはずの患者さんを救えなくなってしまう場面も出てきてしまうことでしょう．ぜひ，本書の内容を繰り返し読み込んで，自分の力にしてください．会得するまでは 1 つひとつ覚えていく・考えると

第3章 | 使いこなす抗菌薬

いう作業は辛いかもしれませんが，その先にある喜び・成果をぜひ皆さんにも味わって欲しいなと思います.

まなぶ 燃えてきましたー！ 全力で頑張ります！

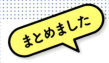

抗 MRSA 薬

抗 MRSA 薬のまとめ

一般名	略称	商品名	投与方法
バンコマイシン	VCM	バンコマイシン	注射・経口
リネゾリド	LZD	ザイボックス	注射・経口
テイコプラニン	TEIC	タゴシッド	注射
キヌプリスチン/ダルホプリスチン	QPR/DPR（QD）	シナシッド	注射
ダプトマイシン	DAP	キュビシン	注射
アルベカシン	ABK	ハベカシン	注射

主な副作用

VCM ：redman 症候群，腎障害
LZD ：セロトニン症候群（頭痛，消化器症状など），末梢神経障害
TEIC：redman 症候群，腎障害
QPR/DPR：肺炎，貧血
DAP ：CK 上昇
ABK ：腎障害，耳障害

まなぶ君のまとめノート

- [ ] アミノグリコシド系は軟膏として皮膚軟部組織感染症に使える
- [ ] GM は点滴で敗血症（IE 含む）に 1st choice になる
- [ ] TOB は緑膿菌に，AMK はノカルジアや MAC 症に，SM や KM は結核に適応がある
- [ ] ST 合剤はニューモシスチス，トキソプラズマ，ノカルジアに 1st choice になる
- [ ] ST 合剤の副作用として皮疹，高 K 血症，Cr 上昇などがある
- [ ] CLDM は嫌気性菌や GPC にスペクトラムをもつ
- [ ] CLDM はβラクタム系と合わせて壊死性筋膜炎に 1st choice になる
- [ ] AZT はアミノグリコシド系に類似する
- [ ] AZT は尿路感染症や CLDM と合わせて腹腔内感染症に使える
- [ ] MNZ は嫌気性菌（横隔膜より下），原虫，*H. pylori* に適応がある
- [ ] MNZ の副作用として神経症状（特に味覚障害），嫌酒作用がある
- [ ] 髄膜炎の治療には RFP や CP も選択肢に挙げられる
- [ ] CP の副作用として再生不良性貧血，gray baby 症候群がある
- [ ] CP はペニシリン系とアンタゴニズムを起こす
- [ ] CP は軟膏で皮膚軟部組織感染症や腟錠でトリコモナスに適応がある
- [ ] VCM の副作用として redman 症候群と腎機能障害があり，前者に対してはゆっくり投与し，後者はトラフ値を 15〜20 μg/mL を目標にする
- [ ] VCM は MRSA と重症の偽膜性腸炎に 1st choice になる
- [ ] LZD は肝排泄であり，副作用としてセロトニン症候群や末梢神経障害が問題となる
- [ ] TEIC は VCM に，QPR/DPR は LZD に類似する
- [ ] QPR/DPR は *E. faecalis* には効かない
- [ ] 上記以外の抗 MRSA 薬として DAP や ABK がある

第 **4** 章

ケースで学ぶ
感染症との闘い方

1 初見の感覚を大事にして欲しい

感染症と闘う前に

感染症治療の大原則

天沢 いよいよ最後の章です．今一度気を引き締めていきましょう！

まなぶ はい！

天沢 さっそくですが，抗菌薬を始める前にすべきことってなんでしょうか？　きっと，今のまなぶ君なら答えられると思います．

まなぶ えーっと，病歴・身体所見から疾患（臓器）を推定して，その起因菌となるものを経験的に予測し，適切な抗菌薬を決めます．

天沢 うん，いいね！　それに加えて，血液検査やグラム染色など客観的な検査も必要になります．答え合わせは血液培養で．ちなみに血液培養は基本何セットか知ってる？

まなぶ 2セットです！

天沢 正解！　感染性心内膜炎（IE）やカテ感染を疑うときは3セット，などイレギュラーなこともありますが，2セットを採っておけばまず失敗しません．血液培養採らなくてよかった～という経験はあまりありませんが，血液培養採っておいてよかった～ということは，ままあります．もちろん，なんでもかんでも採ればいいってものでもないですけどね（笑）．

まなぶ どんなときに採るべきかという判断は難しそうです……．

天沢 採ろうかどうか迷ったときには採るべきだと個人的には思いま

146

す．結果と照らし合わせて，本当に必要だったのかどうかを1回1回考え直すことで，自ずと必要なときを見極められるようになってくるでしょう．

まなぶ なるほど！ 迷ったら採る，というのはシンプルでいいですね．

天沢 血液培養の話に付随して感受性の話もしておきましょう．感受性はMIC（最小発育阻止濃度）で判断をしますが，MICによる抗菌薬の比較はNGです．MICはあくまで，培養内にいる菌にそれぞれの抗菌薬がどのくらいの濃度までなら効くのかを判定しているだけであって，どの抗菌薬がよく効くかという指標ではないのです．だから，MIC＝0.06，MIC＝0.30という結果をみせられて，どっちがいいか？ という議論は全く意味がないし，その差が抗菌薬の選択に影響を及ぼすことはありません．

まなぶ つまり，どちらも感受性があるとわかったならば，あとは前章で学んだ，スペクトラム，臓器移行性，副作用などを考慮して決めればいい，というわけですね！

天沢 素晴らしい！！ まなぶ君の成長ぶりはすごいね．

抗菌薬はいつまで続けるべきか

まなぶ 抗菌薬を始めるときのことは少しずつわかってきたつもりなんですが，いつやめればいいかというのはさっぱりです．やはり，患者さんがよくなったらという曖昧な感じなんでしょうか？

天沢 基本的にはそれでOK．ただ，疾患とその起因菌によって治療期間は概ね目安があります．今回は，そのあたりにも注目していきましょう．まず，全体に共通する話なのですが，菌血症の場合は点滴で最低2週間治療を行うことが原則となります．菌血症の

場合は症状が曖昧なこともあるので，たとえピンピンしていても治療を完遂することが大切になります．また，黄色ブドウ球菌や腸球菌の菌血症なら2〜4週間程度ということも覚えておきましょう．これらの菌はしつこいのです．

この章の学び方

天沢　第4章では『わかる』編で学んだような，原因→症状・身体所見→検査→治療という「疾患」そのものを学ぶわけではなく，臨床の視点に沿って勉強してもらいます．いわゆる実践編って感じですね．今まで学んできた知識を総動員して，（まなぶ君の立場に立って）自分なりに考えてから読み進めていってください．そうすることで身につくスピードは段違いになるし，何倍も面白くなると確信しています．最初はわからなくて当然です．しかし，焦らずじっくり読み進めていってください．sight-reading は人生で1度しか経験できません．

まなぶ　僕の疑問もすべてここでぶつけていきます！　覚悟しておいてください！

第4章 | ケースで学ぶ感染症との闘い方

column

CRP は役に立たない！？

ときどき CRP なんか意味ない！ という人がいますが，使い方さえ間違えなければ有用な指標だと思います．というのも，起きていることと値とが相関することが多いから．もちろん CRP が低くても重症な人はいます．重症になり過ぎると CRP すら出せなくなりますからね．

しかし，CRP が高いときには何かしら起きていると考えておく方が安全です．CRP が高いのに，見た目の良し悪しだけで判断すると痛い目をみることがけっこーあります．CRP の陰性化は目標にはなりえませんが，かといってないがしろにするものでもありません．

CRP は感度 60％，特異度 70％といわれており，疾患を特定することには貢献しません．しかし，何かが起きているかかどうか，という視点で考えれば感度，特異度とは別に，優れた指標であると個人的には思っています．慢性炎症がある人では，いつもと比べて上昇すれば基礎疾患が悪化したか，新たな疾患を併発したか，などを考えさせてくれるキッカケにもなります．

149

2 喉が痛いよ!

17歳男性. 2日前からの発熱と咽頭痛を主訴に来院した. 既往に虫垂炎のope歴あり. バイタル：意識清明, BT 37.7℃, BP 124/88 mmHg, PR 96/min・整, RR 16/min, SpO$_2$ 98%（r.a.）.

天沢 さて, どう考えますか.

「咽頭痛」のアプローチ

まなぶ 「急性の発熱」があるのでまずは感染症を考えます. そのうえで「咽頭痛」から, focusとして急性咽頭炎が最も疑わしいと思います.

天沢 いいですね. ほかに聞いておきたいことはありますか.

まなぶ 呼吸苦, 開口障害, 流涎がないか.

天沢 おお! なぜそれを聞こうと思ったのですか？

まなぶ 具体的な疾患名は挙げられませんが, criticalな症状の有無は聞いておきたいと思って.

天沢 たとえ疾患名は挙げられずとも, 緊急性が高いかどうかを判断するのはまず身につけたい能力の1つです. 具体的な疾患名を挙げるなら, 扁桃周囲膿瘍, 急性喉頭蓋炎, Ludwig's angina（口腔底の蜂窩織炎）あたりですかね.

第4章 ケースで学ぶ感染症との闘い方

まなぶ それらを診断するポイントはなんですか？

天沢 そうだね〜．のどの所見が1つ大切かな．口蓋垂の偏位があったら扁桃周囲膿瘍を疑う，痛みが強いのに口腔内の所見に乏しければ急性喉頭蓋炎を疑う，のど全体が腫れていたら Ludwig's angina を疑うという感じ．ただこれらは，特異度は高いけれど感度がやや低い．なので，まなぶ君のように緊急性を示す症状やバイタルサインのチェックが must だね．

まなぶ なるほど！

天沢 それから，「なにかが違う」という直感力．ただし，直感力とは経験に基づく無意識な判断であるため，これを養うためにはたくさんの「咽頭炎」を経験するしかありません．

次を意識して行動しよう！

天沢 今回は幸いにも，critical なものはなさそうです．さて，次はどうしましょう？

まなぶ うーーん，身体所見？

天沢 想起しているのは，どんな疾患でしたか？

まなぶ え，急性咽頭炎です．

天沢 それに限れば，A群β溶連菌かどうかというのがポイントになるよね．そのために必要なのは？

まなぶ centor criteria．あ！ …最初からそれに沿って考えればいいんですね！ ということは，あと「咳がない」を聞かないと．

天沢 そうだね．さらにその情報を得ることで，急性上気道炎，インフ

151

ルエンザ，GERD などほかの疾患の確率を下げるよね．

まなぶ そっか！ 身体所見も centor criteria に沿って診ていきます！！

天沢 38℃以下．咳なし．リンパ節腫脹・圧痛あり．白苔あり．

まなぶ 15 歳以下もしくは 45 歳以上には当てはまらないので，合計 3 点！ 検査は必要ですね．

天沢 そうだね．その前にほかに聞きたい or やっておきたいことはあるかな？

まなぶ ん〜……特には思いつきません．

天沢 OK！ じゃ，溶連菌の迅速検査してみようか．

---

column

centor criteria は役に立たない！？

　感染症科医と小児科医では centor criteria について全然違う意見をもっているという印象を受けます．少なくとも私は小児科医で centor criteria を豪語している人に出会ったことがありません．経験的に溶連菌かどうかを判断されていることが多いようです．個人的には，**成人にはまぁまぁ使えるかな**というイメージのスコアリングですね．詳しくは次に書こうと思っている本（救急外来）でお話したいと思っています．楽しみにしていてください．

迅速検査の結果はいかに!?

天沢 うーん…残念ながら陰性だね．

第4章｜ケースで学ぶ感染症との闘い方

まなぶ　ええええぇ！！

天沢　さて，どうしようか（笑）．

まなぶ　うーー．ASO測定はどうでしょうか？

天沢　ASOは溶連菌感染から1週間くらいしないと陽性にならないこともあるから，ほとんど役立たないね．

まなぶ　臨床症状からは明らかだから，抗菌薬投与！

天沢　おお，ちょっと待った！　たしかに迅速検査が陰性でも否定はできないけれど，そもそも急性咽頭炎におけるA群β溶連菌の割合は10％程度だよね．centor criteriaでガッツリ当てはまればそれでも悪くはないけど，今回はそこまでじゃないよね．

まなぶ　でも見逃したら合併症が……．

天沢　ふむふむ．ですが，抗菌薬投与によるデメリットもありますよ．

まなぶ　ふふっ．先生の言いたいことはわかっていますよ．急性咽頭炎には **AMPCが1st choice** ですが，伝染性単核球症だった場合には皮疹を生じてしまうから禁忌ってことですね．ならば，PCGの経口薬もしくはAZMあたりを代替薬として使います．これならどうですか！？

天沢　20点かな！（笑）

まなぶ　ええええぇ！！　ひどっ……．

天沢　抗菌薬の選択はもちろんテーマの1つですが，今私がまなぶ君に考えて欲しいのは病歴・身体所見です．

まなぶ　（そういえば，ほかに聞きたいことは？　って言われたな）．

天沢　まなぶ君は，急性咽頭炎のときに伝染性単核球症に注意！　とい

153

う知識はもっていましたね．ですが，伝染性単核球症かどうかの
情報がちょっと少なくないでしょうか？

まなぶ　た…たしかに．centor criteria しか頭になかったです．

天沢　いずれにせよ centor criteria には引っかかるわけですから，検
査をすること自体は間違いではありません．ですが，せっかく有
用な知識をもっているんですから，それを活かさないと．

伝染性単核球症との鑑別

天沢　伝染性単核球症の特徴は？

まなぶ　後頸部リンパ節腫脹・圧痛，肝脾腫など．

天沢　さすが！　とすると…？

まなぶ　うわ〜．リンパ節腫脹・圧痛しかみていませんでした．**前か後ろ
かというのがポイント**なのに．

天沢　そうですね．この患者さんのリンパ節腫脹・圧痛は後頸部にあり
ました．centor criteria は前頸部のリンパ節腫脹・圧痛なので，
さらに確率が下がりましたね．ほかに気になる症状をたずねる
と，「そういえばお腹が張る感じがする」と．

まなぶ　肝脾腫の症状ですね．うわ〜〜．

天沢　確定診断には EBV の抗体価が有用です．急性期だと VCA-IgM
抗体（＋），VCA-IgG 抗体（＋），EBNA 抗体（−）となるはず．
もし，EBV が否定的ならば CMV や HIV の可能性も考慮しま
しょう．

まなぶ　なるほど〜！

第4章 ケースで学ぶ感染症との闘い方

天沢 もう1つ，患者さんに聞いておきたいことがあります．

まなぶ えっ！？　まだなにかあるんですか？？（汗）

天沢 それは，クラブ活動（部活）について．

まなぶ ……想像すらしていない答えでしたよ．

天沢 この年齢だと，高校2年生か3年生くらいなので，運動系の部活に入っているかどうかは聞いておいたほうがいいです．というのも，コンタクトスポーツは脾破裂のリスクになるから．伝染性単核球症ならば，激しい運動を最低1か月は禁止にしたほうがよいでしょう．

まなぶ たしかに．……でも，なんで部活なんですか？　ほかにも，スポーツをする機会はあると思うんですけど．

天沢 もちろん，脾破裂のリスクそのものは全員にすべきです．半分は運動と関係なく発症しますからね．しかし，運動部の人には特にしっかり言っておくべきでしょう．というのも無理しがちだから（ドキッとした人も多いのでは？ 笑）．本人としては発熱＋だるいくらいの症状が続くだけなので，「ま，大丈夫っしょ！」と思いがち．きつい雰囲気の部活だと周りの人たちも「その程度で休むの？」みたいな空気になって，結局休みづらくなってしまうことはよくあるのです．そのため，きちんとドクターストップすることにこそ，意味があります．

まなぶ それは自分も思い当たる節があるなぁ～（^^;）．そういえば現段階での診断はどうすればいいんですか？　抗体価の結果ってなかなか出ないですよね？

天沢 基本的には，上記のような症状が揃っていれば伝染性単核球症としてOKでしょう．ただし，1週間以内に自然治癒してしまった場合には，急性咽頭炎の可能性が上がります．伝染性単核球症は

155

基本的に2〜3週間くらい続くはずですからね．逆に，急性咽頭炎ならば，1週間以上続くことはまずありません．

まなぶ 「点」でみるのではなく「線」でみるということですね．

天沢 GREAT！！

まなぶ でも，抗菌薬投与が遅れてしまっていいのでしょうか？

天沢 その心配は不要です．抗菌薬の治療が2，3日遅れても合併症の発症率は変わらないといわれています．そのため，1週間とは言わずとも2，3日経過を追って，よくなっていくようであれば急性咽頭炎＞伝染性単核球症として抗菌薬を再検討すればいいのです．

まなぶ ほぇ〜〜勉強になりました．急性咽頭炎1つとっても奥が深いんですね．いや〜最高に楽しいです！ 今まで勉強してきたことがつながってきたというのもありますが，わからないことが明確になってさらなる課題が見つかり，よりワクワクが増しました！ ここまで頑張ってきてよかったと心から思います．

天沢 何度も言いますが，基本を疎かにしなかったまなぶ君の努力の賜物です．

NNTについて

まなぶ うーん（モヤモヤ）．

天沢 どうしたの？

まなぶ 先生の仰られることは理解できなくはないんですけど，やっぱり納得いきません！！

天沢 え，なにが！？（汗）

第4章 ケースで学ぶ感染症との闘い方

まなぶ 今回のようにガッツリ伝染性単核球症を示す所見が揃っていれば，僕も抗菌薬を投与しないという選択に賛成ですが，臨床って曖昧な場面も多いっていうじゃないですか．教科書みたいな典型例のほうが少ないって．そういう微妙な状況のときに，経過を追うっていうのは，ある程度経験があって自信のある人のやり方に過ぎないと思うんですよ．

天沢 なるほどね．素直な思いをぶつけてくれてありがとう．微妙な場合には1st choiceであるAMPCは使いづらいという点は一緒なのかな？

まなぶ それは同じです．ただ，そういうときにはやっぱりPCGの経口薬やAZMあたりを使うべきだと思うんです……．

天沢 間違いとは思わないけど，AMPCよりも頻度が低いだけでPCGでも皮疹は生じうるし，マクロライド系に耐性をもつA群β溶連菌もなかなか多いからね〜．

まなぶ じゃぁ，いったいどうすれば……（T_T）．

天沢 それじゃあ，まずまなぶ君の不安要素を解消してみようよ．NNTって知ってる？

まなぶ NTTなら知っていますけど．

天沢 ボケる余裕はあるんだね（^^;）．NNTっていうのはNumber Need Treatの略で，1人のアウトカムを変えるのに何人治療が必要かという指標です．例えばNNTが40なら，40人治療することで1人のアウトカムをよくするってことになります．

まなぶ へぇ！ そんな便利な指標があるんですね．つまり，NNTが低いほどいい治療ということですか？

天沢 そのとおり！ 逆に，NNTが1000とかだと，その治療本当に

157

意味あるの？ って感じになります．0.1％の確率でしかよくならないけど治療受けますか？ って言われたら，治療を受ける気なくすよね．

まなぶ ははは．たしかに (ˆ ˆ;)．

天沢 A群β溶連菌に対して抗菌薬を用いた場合，NNT はそれぞれリウマチ熱が 4000，扁桃周囲膿瘍は 27，副鼻腔炎・中耳炎は 30〜50，PSAGN は予防できないといわれています．

まなぶ えっ！　意外とアウトカムをよくするわけじゃないんですね．……あれ？　でも，MS とかの弁膜症は，抗菌薬投与によって確実に減ってきていると聞いたことがありますよ．

天沢 昔は，リウマチ熱の NNT は 50 くらいといわれていました．しかし，昨今では上記程度です．つまり，現在の A群β溶連菌による急性咽頭炎に対して抗菌薬を投与する主な目的は，症状緩和と扁桃周囲膿瘍の予防にあるといえるのです．

まなぶ なんとーーー！

天沢 注目して欲しいのは扁桃周囲膿瘍です．最近，抗菌薬について勉強する人が増えてきた影響か，広域抗菌薬をむやみに使わなくなってきています．それ自体は非常に素晴らしいことですが，扁桃周囲膿瘍の数が増えてしまっているのをご存知でしょうか？このあたりのことについては，なぜか感染症の専門書には書いていないけど，まぁ察しましょう……(ˆˆ;)．「とりあえず風邪にもニューキノロン系！」みたいな時代のほうが少なかったのは，なんだか皮肉な話ですよね．もちろん，それだけが原因とは言いませんが．

まなぶ 感染症科の先生にその話をしたらマジギレされそうなのでやめておきます（笑）．でもせっかくここまで勉強してきたんだから，

第4章 ケースで学ぶ感染症との闘い方

扁桃周囲膿瘍を増やさないようにしつつ，根拠のある抗菌薬の使い方をしたいです．…あっ！ そのために，**経過を追う（点でみない）**ということが大切になってくるんですね！！

天沢 **経過観察だって立派な治療の1つですよ**（^ ^）．

まなぶ いや〜…さっきは生意気言ってすみませんでした（T_T）．

天沢 いいえ！ むしろありがたいですよ．私もまだまだ勉強中の身です．色々な疑問をぶつけてくれることで，私自身の勉強にもなりますから．

まなぶ （僕も，常に勉強する気持ちを持ち続けていたいなぁ〜．）

天沢 AMPC での治療期間は **10日間**です．症状がおさまっても最後まで飲み切るようにきちんと説明しましょう．ちなみにもし，伝染性単核球症が否定できないけど抗菌薬を使うという判断をしたならば，**CEX か CLDM** あたりがオススメです．

もう1つ挙げるべき鑑別を

天沢 まだ終わりません（笑）．

まなぶ どれだけ膨らませるんですか！？ もう，お腹いっぱい寸前ですよ．

天沢 これで最後です．発熱＋咽頭痛で common な疾患がもう1つあります．それは……**亜急性甲状腺炎**です．

まなぶ あ！！

天沢 甲状腺機能亢進症の症状が明確ならば見落とすことはないと思いますが，発汗過多や頻脈だけだと，発熱による影響？ と患者さ

159

んも，そしてわれわれ医療者でさえも，軽視してしまいがちです．

まなぶ たしかに……．熱が出たら脈も速くなるし，汗もかくわけですから，鑑別は難しいですね．

天沢 そのため，「発熱＋咽頭痛」が主訴のときには，必ず首の診察も忘れないようにしてください．リンパ節の診察時に合わせて甲状腺もしっかり触れておきましょう．

まなぶ 意識しないと忘れちゃいそう．なにか忘れないコツみたいなのはありませんか？

天沢 一番いいのは，やっぱり身体所見のとり方をルーチン化してしまうことですね．もちろん，鑑別を挙げて，それに必要な身体所見をとるようにすることも大切ですが，日頃から正常所見をたくさん触わり慣れていることも重要です．今回を振り返ってみると，まなぶ君の critical な疾患から考えていくという視点はすごくよかった．その次に common な疾患を考えていくというのも実に実践的でスムーズな流れだったけど，そのときに1つの疾患に縛られるのではなく，最低でも2，3個鑑別を挙げながら進めていくとよりよい診療ができると思いますよ．

まなぶ 今回でいえば，critical なものは扁桃周囲膿瘍，急性喉頭蓋炎，Ludwig's angina（口腔底の蜂窩織炎）．common なものは急性咽頭炎，伝染性単核球症，亜急性甲状腺炎あたりってことですね．

天沢 そうそう．ほかにも鑑別はあるけれど，最初はそのくらいでいいんじゃないかな．いきなり何十個も鑑別を挙げても，処理しきれないからね．

Diagnosis：伝染性単核球症

第4章 ケースで学ぶ感染症との闘い方

`column`

発熱のない咽頭痛には要注意！

　感染徴候のない咽頭痛には要注意です．一般的に感染症は急性発症であり，だんだん悪くなっていく or よくなっていく経過をたどります．そのため，「突然」の喉の痛みというのは少しおかしい．そういうものは外傷や異物を除けば，血管系をまず疑うべきで，特に AMI に注意して欲しいと思います．AMI は歯〜胸までどこにでも痛みを生じうるので，高齢者，血管リスクが高いなどのバックグラウンドがあれば，必ず忘れないようにしましょう．著者は咽頭痛のみの AMI に出会ったことがあります．今思い出しても，鑑別に挙げていなければ見逃していたかもしれない……と思います．

161

3 痰が絡むよ!

　78歳男性. 4日前からなんとなく調子が悪く, 2日前から痰が絡むようになり, 咳も出始めた. 本日発熱および悪寒戦慄を自覚したため受診. 既往は脳梗塞(リハビリ中). バイタル:意識清明, BT 37.7℃, BP 162/90 mmHg, PR 92/min・整, RR 28/min, SpO₂ 95%(r.a.).

どんなときもバイタルサインから!

天沢　さて, どう考えますか?

まなぶ　うーん. 発熱+咳+喀痰からは肺炎が most likely な気がします.

天沢　snap diagnosis ですね. でもその前に大切なのは……?

まなぶ　病歴と身体所見!

天沢　残念!　どんなときも Vital signs からみましょう. 前の患者さんではほとんどバイタルに動きがなかったため触れなかったけど, バイタルに動きがあるかどうかは, 最も重要な指標だよ.

まなぶ　救急の基本は ABC でした (^^;).

天沢　そうだね. まずバイタルの解釈が正しくできるかどうかが, 第一歩です. この患者さんはどうでしょうか.

まなぶ　意識はハッキリしていて, 熱が少しある. 血圧高め. 脈も少し速い. 呼吸数多い. SpO₂ は正常範囲内.

第4章 ケースで学ぶ感染症との闘い方

天沢 そのままじゃないですか（笑）．もっとこう意味を与えて．

まなぶ 普段の血圧がどれくらいか知りたいです．呼吸数は気になるけど SpO_2 は保たれているからとりあえず OK かな．

天沢 ちょっと待った！　頻呼吸なのに SpO_2 が低めなのは重要な情報だよ．SpO_2 が 95 ％あるからいいんじゃなくて，1 分間に 28 回呼吸しているにもかかわらず SpO_2 が 95 ％しかないと思ったほうがいい．

まなぶ た，たしかに…．

天沢 Vital signs は常に重要になります．最初にバイタルをどう解釈するかでその後のアセスメントも大きく変わってしまいます．今回のバイタルからは「呼吸困難」が隠れた主訴として浮き彫りになりますよね．

まなぶ なるほど！　そうすると，だいぶ印象が違いますね．

天沢 発熱，咳，喀痰だけではなかなか鑑別が挙げづらい．でも，「呼吸困難」なら①肺疾患，②心疾患，③貧血の 3 つから考えていけばいいわけで，同じアプローチを毎回きちんと行うことで，見逃しを極力減らすことができます．

肺炎を考えたら必ず鑑別するもの

天沢 患者さん，苦しそうだよね．まず酸素投与を行い，それから病歴・身体所見をとっていきましょう．細かい鑑別まで挙げると紙面のスペースが足りなくなるので，ある程度絞って考えていくことにします．

まなぶ 自分が思いつくものだと…肺疾患なら肺炎，インフルエンザ，心

疾患なら感染性心内膜炎. 貧血のみでは発熱が説明つかないけど……あとで採血を採るときに一緒にみておきます.

天沢 OK. 感染性心内膜炎を鑑別に挙げたのは面白いね. ただ, 気道症状からはやっぱり肺炎が怪しいよね. 肺炎を考えたときに必ず鑑別に挙げなくちゃいけないのが心不全です. ときに鑑別が難しいことがありますし, 両者を併存することもままあります. 奥が深いのでここではあまりツッコみませんが, 心不全っぽさを示す所見をいくつかまとめておきます.

重要 👆 心不全らしさ

- 心不全・心筋梗塞の既往
- 発作性夜間呼吸困難
- Ⅲ音
- 頸静脈怒張
- abdominal jugular reflux
- BNP 高値
- X 線でうっ血所見 (肺静脈拡大, 両側胸水など)

天沢 それから, 突発発症なら肺塞栓症も考えておきたいね. あとは感染を契機にした COPD や間質性肺炎の急性増悪なども. 今回これらを示唆する徴候はなし. 身体所見をとると, 右下肺野で coarse crackles を聴取しました.

まなぶ 今回は聴こえたからいいものの, 聴診って意味あるんですかね? 今の時代, さっさと X 線撮っちゃえばいい気がするのですが….

天沢 聴診は必須! 慣れていないとそう思いたくなってしまう気持ちもわからなくはないけどね.

まなぶ 正直, 自分の聴診に自信がありません…….

第4章 ケースで学ぶ感染症との闘い方

天沢 みんな最初はそうですよ．でも，侵襲性はないし，お金もかからない．たくさん聴くことで強力な武器にすることができるので，ぜひ身につけて欲しいなと思います．個人的には聴診＞X線って感じる瞬間も多いですよ．

まなぶ 呼吸器マニアの友達が，holo inspiratory crackles とか early inspiratory crackles とか，聴診する時期によって crackles もさらに鑑別できるって言っていたのを思い出します．さらにわからなくなって……どうもそれから苦手意識があるんですよね．

天沢 呼吸器科や総合診療科に進むなら，これらの聴き分けはできたほうがいいかもしれないけれど，ちょっとマニアックだね～．まぁ，慣れてきてからでいいんじゃない？

まなぶ 先生がよくいう「学ぶ範囲を広げ過ぎないことも大切」ってことですか？ 正直，学ぶことが星の数ほどある学生・研修医にとって「これは＋αの知識でいいんじゃない」と言ってくれるのは非常にありがたいです（＞＜）．

天沢 何が＋αかは人それぞれ違うだろうし，統一は難しいかもしれないけどね．ただ1つ言えるのは，マニアックなものを知ったとしてもアセスメントを変えるほどのものは滅多にありません（そういうものは自然とメジャーになる）．そもそも聴診は，総合的に判断するのに必要な要素の1つでしかないのです．脱水があると crackles は消失するし，マイコプラズマなどの非定型肺炎ではそもそも聴診所見に乏しい．身体所見1つとっても突き詰めれば本当に奥が深いですが，その所見をとったことでどれくらい意味があるのかまで考えなくてはいけません．

胸部X線を深読みしない

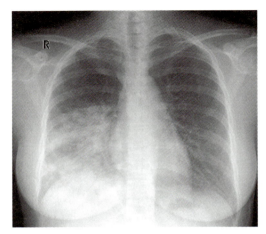

図 4-1　肺炎（国試 104 F28）

天沢　この胸部X線について解釈してみてください（図 4-1）.

まなぶ　読影はさらに苦手です……．

天沢　胸部X線もそれだけで1冊本が出せるくらい奥の深い領域です．なので，初学者は頼り過ぎないことが大切．X線しかない環境だったり，時間がある場合には細かいところまで読影したほうがいいけど，読影は技量の差が大きく出てしまうところなので，初学者の場合はざっくり判断ができればいいでしょう．

まなぶ　ざっくりでいいなら，右下肺野に air bronchogram を伴う浸潤影を認める……ですかね．

天沢　いいですね！　それだけでも十分ですよ．

まなぶ　本当ですか！？　あと大葉性だから…肺炎球菌やクレブシエラが起因菌ですね！

第4章 ケースで学ぶ感染症との闘い方

天沢　なるほど．ただ，X線での起因菌推定はほどほどにね (^ ^;)．たしかに菌によって大葉性とか気管支性とかの傾向はあるけど，それに時間を割くくらいなら，さっさとグラム染色してしまったほうがいいよ．

まなぶ　あ，そっか．役割が違うんですね．肺炎の診断には胸部X線を，起因菌の推定にはグラム染色を，ということですね．

天沢　そういうことです．最後に1つ，注意事項を．高齢者，脱水，COPD，白血球減少などの背景があると陰影がハッキリしないこともあるから，たとえX線で所見がなくても病歴・身体所見から肺炎が疑わしいと思えば，X線だけで安易に否定しないように気をつけましょう．

まなぶ　X線で所見がない肺炎もあるんですね！　難しいなぁ（汗）．

検査の使い分け

天沢　さて，肺炎は common disease であるがゆえに，市中病院でも大学病院でもたくさん診る機会があると思います．よく出会う疾患については，必要な検査を頭のなかにセット化しておくと楽だよ．肺炎の場合はどんな検査が必要かな？

まなぶ　採血，胸部X線（胸部CT），喀痰グラム染色，喀痰培養，血液培養，尿中抗原あたりですか．

天沢　素晴らしい．後半4つは起因菌の推定に役立ちますね．1つひとつの意味づけはどうですか？

まなぶ　うーん．グラム染色と尿中抗原はすぐに結果が出ます．

167

天沢　そうだね．時間の視点も大切だね．このなかでグラム染色が起因菌の推定に最も有用です．喀痰培養はあくまで感受性をみるためのものだし，血液培養は１割程度しか陽性にならないし，尿中抗原はやや信頼性に劣ります．やはり，肺炎にはグラム染色が１番ですし，グラム染色が最も力を発揮する場面の１つが肺炎だと思います．

まなぶ　ただ，喀痰はとれないこともあるし，あまり質がよくないときもあるんですよね？

天沢　それが弱点なんだよね（^^;）．良質な痰がとれれば，絞った抗菌薬の使い方をしてもいいけど，なかなかそう綺麗にいかないのも事実．

まなぶ　（汗）

天沢　ついでにもう１つ．高齢者の場合，喀痰がとれたら抗酸菌の検査を出すことも検討しましょう．結核はさまざまな臨床像を呈するし，病歴・身体所見だけで否定することは難しいためです．

脳梗塞と誤嚥性肺炎はセット？

天沢　さて，「肺炎」と一言で言っても種類はいろいろあります．外で感染して生じる市中肺炎（CAP），施設入居中に生じる医療・介護関連肺炎（NHCAP），入院して72時間以上経過してから発症する院内肺炎（HAP），誤嚥で生じる誤嚥性肺炎・化学性肺炎などなど．

まなぶ　膠原病，放射線，薬剤によって起こる間質性肺炎もありますよね．

天沢　そうですね．肺炎と一言で言ってもどんな肺炎なのか？ が大切になります．NHCAP や HAP の場合は SPACE（特に緑膿菌），

第4章｜ケースで学ぶ感染症との闘い方

誤嚥性肺炎の場合は嫌気性菌をスペクトラムから外さないことが肝です．

まなぶ　今回は脳梗塞の既往があるから，誤嚥性肺炎が疑わしいですね！

天沢　ちょっと待った！　国試では脳梗塞と誤嚥性肺炎はセットで覚えたかもしれないけど，誤嚥性肺炎らしさがあるかどうかはきちんと考えなきゃ．

まなぶ　うーん．誤嚥のエピソードや背側優位の肺炎像とかですか．

天沢　どちらもいまひとつかな．明らかな誤嚥のエピソードがある場合には，誤嚥性肺炎よりも化学性肺炎が考えやすく，化学性肺炎に抗菌薬は不要です．誤嚥性肺炎はどちらかというと不顕性（気がつかない）が多いので，ハッキリとした誤嚥のエピソードがないことのほうが多いですね．ちなみに，誤嚥をしやすいリスクといえばどんなものがありますか？

まなぶ　高齢者，意識障害，脳血管障害，反回神経麻痺，Parkinson病，認知症，GERDなど．

天沢　素晴らしい！　あと，医原性である頭頸部手術，経鼻胃管，挿管チューブあたりもリスクになるね．

まなぶ　ふむふむ．

天沢　誤嚥性肺炎はゴミ箱診断になりがちだけど，それらしい特徴もある．例えば，緩徐発症で悪寒・戦慄を伴わないなど．

まなぶ　へぇ！　悪寒・戦慄を伴わないっていうのは面白い指標ですね！今回はわりと急性だし，悪寒・戦慄があるから考えにくい…？

天沢　もちろんそれだけで除外すべきではないけどね．ほかには聴診所見がとりにくい，喀痰がとりにくいなども特徴的です．これらを総合的に考えて判断しましょう．リスクの高い人をなんでもかん

169

でも誤嚥性肺炎で片付けちゃいけません．今回は喀痰も無事とれて，グラム染色をしたところ図 4-2 のようなグラム陽性双球菌が観察できました．重症度スコアをつけるとやはり入院が望ましいですが，広域抗菌薬が必要なほど重篤には至っていません．そのため，入院して PCG で治療開始としました．

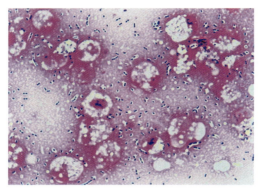

図 4-2　肺炎球菌（国試 101 H19）

診断：肺炎球菌性肺炎

抗菌薬を 1 つひとつ検討してみよう！

- まなぶ　肺炎の診断のプロセスはよくわかりました．ですが，治療のほうがいまひとつ掴みきれていません．1st choice の抗菌薬は一応きちんと覚えたつもりなのですが……．
- 天沢　それでは，せっかくなので第 3 章で学んだものをすべて検討してみましょう．復習にもなると思いますよ．
- まなぶ　マジですか！！ ありがとうございます！

第4章 ケースで学ぶ感染症との闘い方

天沢 まなぶ君が検討するの（笑）．まずペニシリン系から．

まなぶ PCG は肺炎球菌による肺炎に 1st choice．今回がまさにそうですね．AMPC は外来レベルの肺炎に．ABPC は腸球菌が原因のとき，もしくは PCG の代替薬として使える．小児の肺炎なんかは ABPC が 1st choice になると聞いたことがあります．PIPC は緑膿菌と判明した場合にピンポイントで使用．AMPC/CVA は外来レベル（＋誤嚥性肺炎・耐性カバー）．ABPC/SBT は誤嚥性肺炎を積極的に疑う場合に 1st choice，PIPC/TAZ はそれに緑膿菌カバーも必要なとき（NHCAP や HAP など）に使用する．…こうみていくと，ペニシリン系って肺炎に対しては全て使える可能性があるんですね．

天沢 1 つひとつ検討してみると，いろいろな選択肢があることに気がつくでしょう．逆にいえば，その選択肢の多さが抗菌薬を学ぶうえで障壁になってしまっているんだけどね．「あっちの抗菌薬はなんでダメなの……？」って具合にね．でも，ここまで学んできたまなぶ君なら，むしろその選択肢の多さが強みになっていることでしょう．

まなぶ たしかに！ なんだかワクワクしてきました．次はセフェム系ですね．CEZ は黄色ブドウ球菌が起因菌の場合には検討の余地あり．CMZ は誤嚥性肺炎に使える．CXM は外来レベルの肺炎に．CTRX は主に入院レベルで BLNAR を考慮するときに 1st choice．あと，インフルエンザ桿菌，モラクセラをそれぞれ単体で治療するときにも使う．CFPM（CAZ）はそれに緑膿菌を考慮すべきときに選択するっていう感じですね．おお！ セフェム系もほとんど使える！！

天沢 カルバペネム系は，よほどのことがないと使いません．最近はカルバペネム系に対して耐性の菌も出てきているので，CTRX やABPC/SBT などの標準的治療のほうが，むしろ効きがいいので

171

す．カルバペネム系が最強というのは実は間違い．

まなぶ カルバペネム系は温存する，けど温存しているからといって効果が高いとは一概にいえないということですね．

天沢 そうです．カルバペネム系のほうが ABPC/SBT や CTRX よりもスペクトラムは広いけれど，どちらが効くかといわれれば ABPC/SBT や CTRX などの標準的治療のほうです．「広さ」と「強さ」は分けて考えなくてはいけません．

まなぶ 奥が深いなぁ……．よし，次はマクロライド系ですね．GPC や GNR は耐性菌が多いので，非定型細菌をターゲットに使用できます．これはテトラサイクリン系もほぼ同様です．

天沢 テトラサイクリン系は黄色ブドウ球菌にも効くなど多少の違いはありますが，基本的にこれらは非定型肺炎に対して用いるね．

まなぶ ニューキノロン系はほぼ全てカバーですね．レジオネラのときは 1st choice．

天沢 そうだね．ニューキノロン系を使うなら結核は除外しておきましょう．アミノグリコシド系は肺への移行性が悪く，基本的には使えません．

まなぶ ST 合剤は GPC，GNR に効くから使える．けど，PCP に 1st choice だからなるべく温存しておきたい．CLDM は誤嚥性肺炎に使える．AZT は 1st では使わない．MNZ は GPC，GNR カバーがないけど，嫌気性菌カバーとしては検討の余地あり．抗 MRSA 薬はもちろん MRSA を疑うときに．

天沢 意外とあっさりでしょ？

まなぶ すごー！ なんだか一気に全体像がみえた気がします．ここまで来てあらためて「先生のまとめ」の本当の意味がわかった気がし

第4章 ケースで学ぶ感染症との闘い方

ます．先生に出会うまでは「なぜ？」が抜けていたから終始単な
る暗記になってしまっていたけど，理由がわかると加速度的に面
白くなってきますね！！

天沢 そう言ってもらえてよかった！　肺炎の治療期間としては解熱し
て2～3日後（だいたい1週間くらい）が目安です．1番の指標
は，患者さん自身の症状がよくなったかを診ることですね．炎症
反応や胸部X線の所見は次点という感じで，参考程度でいいで
しょう．少し特殊なところとしては，院内肺炎・非定型肺炎は
1～2週間，PCPは2～3週間，黄色ブドウ球菌は3～4週間程
度が目安になります．

---

column

髄膜炎とは感受性が少し違う

　グラム染色で肺炎球菌がみえていきなりPCGを使うことにやや不安
を抱いた人もいるかもしれません．ですが，患者さんの状態が許せばぜ
ひ使ってみてください．本当によく効きます．さて，ここでよくある質
問を1つ．それは，「髄膜炎」において，髄液のグラム染色で肺炎球菌
がみえたらPCGでよいのではないか？ということ．

　ですが，髄膜炎ではダメです．理由として，髄膜炎は数時間単位で死
に至る病気であること（抗菌薬の選択間違いが命取りになる）もありま
すが，肺炎と髄膜炎とでは同じ肺炎球菌でもMICの基準が違うことが
挙げられます．肺炎における肺炎球菌はMICが8以上じゃなければ耐
性といわないのに対し，髄膜炎ではMICが2以上で耐性としています．
つまり，同じ肺炎球菌でも肺炎の場合はほとんど感受性があるのに対
し，髄膜炎では耐性も多いということなのです．

173

非定型肺炎はどこまでカバーする？

まなぶ 結局，市中肺炎の治療は，入院レベルでは CTRX もしくは ABPC/SBT．外来レベルでは AMPC（or AMPC/CVA），CTRX（1日1回でいいから通院治療も可），もしくは LVFX という感じですね．緑膿菌を考慮するなら PIPC/TAZ や CFPM で，あとは AZM など非定型細菌に対する抗菌薬を加えるかどうかというところですよね．

天沢 研修前にそれだけスラスラ言えるのは，かなりすごいよ！

まなぶ ですが，AZM を加えるかどうかの判断はすごく難しいです．どこまで非定型肺炎をカバーすべきなんでしょうか？

天沢 んーそれは意見がわかれるところなんだよね（笑）．『わかる』編で学んだ「非定型肺炎らしさ」が1つの目安にはなるけれど，混合感染もあるといわれているし，グラム染色じゃわからないからね．一部では重症肺炎にはマクロライド系を併用したほうが予後がよいともいわれているけど，それについては疑問視している人も多いんだよね．

まなぶ 明確な基準はないんですね．

天沢 もう後がない！ みたいな状況であればカバーしてもいいんじゃないかな．逆にいうと，待てそうな人なら最初からカバーはいらないと思います．経過をみて治りが悪ければ追加を検討すれば OK．逆にグラム染色で菌がみえない＆非定型肺炎らしさがあれば，CTRX などはなしでテトラサイクリン系のみにしちゃう．

まなぶ あれ？ マクロライド系じゃないんですか？？

天沢 本当はそれがよいはず……だった．最近はマクロライド耐性のマイコプラズマが増えてきてしまっているので，テトラサイクリン

系が 1st choice でもよいといわれているよ．ただし，高齢者の場合はクラミジアがメインだから，マクロライド系でいいけどね．

抗菌薬開始！　でもときどき悪化するのはなぜ？

まなぶ　最後に１ついいですか．この間，救急外来を見学させていただいたのですが，細菌性肺炎と診断した患者さんに抗菌薬を投与した後，事件が起こりました．担当した先生が入院の手続きを進めていると，急に患者さんの酸素化が悪化してしまったんです．本人の希望もあり最初から入院の方向で決まっていたからいいものの，重症度スコアもほぼ０点に近いような人だったので，正直外来でも治療できるレベルじゃないかな？と思いました．それが，いきなり目の前で悪化してしまうのを経験してしまい……なんだか，漠然と不安になってしまいました．

天沢　なるほどね．つまり，自分が当直医で同じような患者さんがきたときに，重症度スコアが低いから外来治療を選択することもある．そういうときに同じことが起きるんじゃないかと不安なわけだ．

まなぶ　そのとおりです（T_T）．

天沢　何が起きたんだろうね？

まなぶ　正直わかりません．アレルギー反応だったんですかね．もしくは，肺炎が刻々と悪くなっている途中だったとか．

天沢　ま，それらの可能性もあるね．担当医に理由は聞いてみた？

まなぶ　忙しそうでとても聞けるような雰囲気じゃありませんでした．ただ，アレルギーに対する治療とかはしていませんでしたね．皮疹

もなかったですし．そう考えると悪化する途中だった？？

天沢 胸部X線はどうでした？

まなぶ あ，それがですね．来院時に撮ったときにはめちゃめちゃ小さな浸潤影だったんですよ．それが，悪化した後に撮った胸部X線では，真っ白になっていて……．やっぱり急激に悪化したとしか考えられません．

天沢 その場にいなかったから何とも言えないけど，おそらく抗菌薬の影響ではないんじゃないかな．それよりも，抗菌薬と一緒に投与していたナ・ニ・カ・の影響だと思うな．

まなぶ ほかに薬は使っていませんでしたよ．あとは輸液くらい…．

天沢 それですよ．炎症があれば当然透過性は亢進しているので，<u>輸液負荷により肺に水が漏れて，呼吸状態が悪くなることはよく経験すること</u>です．痰も増えますしね．あくまで推察の域を抜けませんが，最初の段階では脱水があって胸部X線の浸潤影がわかりづらかった．そこに輸液負荷を行ったことで，呼吸状態が悪化し，浸潤影もハッキリしてきた，というのが今回のエピソードとして説明がつくんじゃないでしょうか．

まなぶ な，な，なるほど！ たしかに数日前から調子が悪くて，ほとんど水分を摂れていなかったと言っていました．ストンッと納得できました．肺炎では輸液負荷により一時的に酸素化が悪化することがある，新しい知識としてインプットしておきます！

第4章｜ケースで学ぶ感染症との闘い方

column

喀痰グラム染色のコツ

「喀痰がうまく採れません！」「ダメ痰でした…」という相談は往々にしてありますが，肺炎にこれほど有用なツールはないのだから，ちゃんとした採り方を覚えておきましょう．まず，出してもらう前にうがいをしてもらうこと．喀痰を出せそうにないなら，3％食塩水を吸入してもらいましょう．

採れたのがツバ痰っぽくても諦めるなかれ．出せるだけ出してもらって，黄色っぽいところ（膿性痰）をスライドにのせましょう．それを薄くのばすのがコツ．扁平上皮が少なく白血球が多いところが見えたなら儲けものですよ．

177

まなぶ君のまとめノート

- □ 咽頭痛をみたら呼吸苦，開口障害，流涎がないかをまず聴く
- □ 咽頭痛をみたら扁桃周囲膿瘍，急性喉頭蓋炎，Ludwig's angina を除外し，次に急性咽頭炎，伝染性単核球症，亜急性甲状腺炎を鑑別に挙げる
- □ 咽頭痛をみたら centor criteria の漏れがないように問診・身体所見をすすめる
- □ A群β溶連菌による急性咽頭炎には AMPC で 10 日間の治療を行うが，その際には伝染性単核球症を除外する
- □ 伝染性単核球症を否定できないときには CEX，CLDM を処方する
- □ 伝染性単核球症の急性期には VCA-IgM 抗体および VCA-IgG 抗体が陽性で，EBNA 抗体が陰性となる
- □ 伝染性単核球症で EBV が否定的ならば CMV や HIV を考慮する
- □ 治療の必要性については NNT を指標にする
- □ A群β溶連菌による急性咽頭炎に抗菌薬を投与する意義は症状緩和と扁桃周囲膿瘍の予防にある
- □ 発熱＋呼吸苦をみたら肺炎，心不全，肺塞栓症をまず鑑別に挙げる
- □ 心不全は心疾患の既往，発作性夜間呼吸困難，Ⅲ音，頸静脈怒張，abdominal jugular reflux，BNP 高値，X 線でうっ血が手がかりになる
- □ 胸部 X 線で陰影が出ないのは高齢者，脱水，COPD，WBC 減少など
- □ 肺炎は CAP，NHCAP，HAP，誤嚥性，化学性，膠原病性，放射線性，薬剤性などに分類でき，起因菌の推定が異なる
- □ 誤嚥性肺炎は誤嚥リスク，緩徐発症，悪寒・戦慄なしがそれらしい
- □ 細菌性肺炎の治療期間は通常なら 1 週間，非定型肺炎は 1〜2 週間，PCP は 2〜3 週間，黄色ブドウ球菌は 3〜4 週間が目安となる
- □ 外来レベルの肺炎には AMPC（AMPC/CVA）が 1st choice になる
- □ 若い人の非定型肺炎にはテトラサイクリン系が 1st choice になる
- □ 高齢者の非定型肺炎にはマクロライド系が 1st choice になる
- □ 喀痰がなかなか出なければ 3％食塩水を吸入してもらう

第4章│ケースで学ぶ感染症との闘い方

4 頭が痛いよ!

> 72歳男性. 本日より発熱あり. 風邪かと思って様子をみていたが,頭痛がひどいため救急外来を受診した. バイタル：BT 38.8℃, BP 154/73 mmHg, PR 104/min・整, RR 20/min, SpO$_2$ 99%（r.a.）.

細菌性髄膜炎はそもそも稀

まなぶ 熱で頭が痛くなるなんてよくあることなんだから, 家で寝ていればいいのに……. ま, 一応「発熱」と「頭痛」ということなので, 髄膜炎を除外しておきますか.

天沢 フラグ立てましたね（笑）.「頭痛」の critical な疾患として, ①SAH, ②髄膜炎, ③緑内障発作の3つをまず考慮すべき. 今回は発熱があるから, このなかであれば可能性が高いのは髄膜炎だよね.

まなぶ よーーし! ルンバール（腰椎穿刺）しましょう!

天沢 ちょっと待った! 患者さんを診ようよ（^^;)

まなぶ え!? でも, 髄膜炎かどうかはルンバールをしなければわからないって, 大学で口酸っぱく教わりましたよ.

天沢 たしかにそれ以外に除外する手段があまりないのも事実ではあるので, 見逃したときの言い訳はできない. だからといって, なんでもかんでも腰椎穿刺は考えものだよ. まなぶ君のいうとおり, 発熱すれば頭痛は起こりうるし, 副鼻腔炎や側頭動脈炎とかかもしれない.『わかる』編でも言ったけれど, 腰椎穿刺をするかど

179

うかは**全身状態**と**経過**を見極めるのが鍵だよ. あと, 他に focus
があるかというのも大切だね.

> まなぶ たしかに自分も発熱＋頭痛の経験はよくあります. そのときも,
> 風邪だろうな〜と思って病院に行きましたが, 腰椎穿刺をされた
> 経験はないし, むしろ腰椎穿刺するよーなんて言われたらびっく
> りしてしまいます（笑）.

> 天沢 だよね. ま, やるべきことを１つずつやっていきましょう. い
> くら経過をみることが大切と行っても, ただ単にぼーっとみてて
> いいとは言ってないからね. たとえどんなに元気にみえても, 問
> 診や身体所見などは滞りなくしておきましょう.

> まなぶ わかりました！

髄膜炎を診断するための流れを言えますか？

> まなぶ 終わりました！ 生来健康で昨日まではいつもどおりだったそう
> です. こんなにひどい頭痛は初めてで, 少し嘔気もあると. 項部
> 硬直はハッキリしませんでしたが, jolt accentuation test は陽
> 性でした.

> 天沢 全身状態はどうでした？

> まなぶ なんだか辛そうでした. 来院してからも少しずつひどくなってい
> るみたいです.

> 天沢 ほかの疾患を示唆する所見はありませんか？

> まなぶ 副鼻腔領域の叩打痛や側頭動脈の怒張・硬結も含めて, focus と
> なるようなものはありませんでした.

> 天沢 なるほどね. 気道症状もないし, ほかの疾患が考えられない以上,

第4章｜ケースで学ぶ感染症との闘い方

髄膜炎の可能性は上がるね．walk in でくる髄膜炎は非典型的なことが多いからなおさら注意．急いで対応しようか．

まなぶ よし！ ルンバール！！

天沢 ちょい待ち！ まだやることがあるでしょ．

まなぶ ？

天沢 腰椎穿刺前に頭部 CT の適応を検討．それから血液培養（＋採血）も．

まなぶ あ．腰椎穿刺は脳ヘルニア徴候があると禁忌でしたね．

天沢 髄膜炎に限りませんが，どの検査を行う必要があり，どの順番で行うかはものスゴく大切だよ．特に，一刻を争うような緊急疾患はどう診断・治療していくかについて，あらかじめ頭のなかにセット化しておいたほうがいいですね．

まなぶ わかりました！ いったん整理させてください．髄膜炎の場合は，問診・身体所見→採血・血液培養→抗菌薬→（頭部 CT）→腰椎穿刺という流れでいいですか？

天沢 そうだね！ 実際には同時に進めていくけど，大まかな流れはそんな感じ．培養結果がその後の治療に大きくかかわるから，本当は腰椎穿刺の後に抗菌薬を投与したいところだけど，髄膜炎の場合はいかに早く抗菌薬治療を開始できるかが救命の鍵になるので，あまり悠長なことも言っていられません．

まなぶ 採血・血液培養が先に来るのはなぜですか？ まさか CRP をみるためですか？

天沢 採血自体は本来そこまで優先順位は高くないけど，抗菌薬投与をするとなったら必ずルートが必要です．ルート確保をするときには同時採血が可能なので，この順番になるのです．また，次の行

181

動をとっているうちに腎機能など必要な採血結果も出てきますから，意味なく待つ時間がなくなり一石二鳥です（ちなみに CRP はアセスメントが変わらないためほぼみていません）．さらに，血液培養も同時に採ることができれば，1 セットだけとはいえ抗菌薬投与前の情報が手に入り，後々助けられることがあります．

まなぶ なるほど！！ すごく実践的な視点ですね〜！

天沢 結局今回のケースでは，ルート確保など色々と進めているうちにみるみる悪化してきてしまい，意識障害も出現してきました．髄膜炎が濃厚と判断し，すぐさまエンピリック治療を開始（治療内容については後ほど）．頭部 CT は問題なかったため，腰椎穿刺を施行．髄液をグラム染色したところ，肺炎球菌が観察されました．

まなぶ 見事にフラグ回収ですね…．油断大敵．

診断：細菌性髄膜炎

頭部 CT の適応について

まなぶ ところで，頭部 CT はどんなときに撮ればよいのでしょうか？

天沢 一応適応があり，60 歳以上，中枢神経疾患の既往，免疫不全，1 週間以内のけいれん，意識障害，神経学的所見があるときになります．今回は，意識障害および年齢が当てはまりますね．

まなぶ ふふふ．先生，「うっ血乳頭」をご存知ないですか？ 頭蓋内圧亢進が画像を撮らずしてもわかるという，国試では有名な知識があるんですよ．

第4章 ケースで学ぶ感染症との闘い方

天沢 （笑）．

まなぶ 笑っている場合ですか！ 素直に知らなかったと認めてください！！

天沢 いやいや，よく勉強しているなーと嬉しくなったんですよ．ところで，眼底鏡を使ったことはありますか？

まなぶ いえ…触ったことくらいなら……．

天沢 教科書をみると，髄膜炎を疑ったら必ず眼底鏡をみるべし！ って書いてあるけど，果たして自信をもって「ある」「なし」を判断できる研修医の先生はどれくらいいるのでしょうか．もちろん，診ようとしなければ一生わからないままだけど，全員が到達すべき目標にするのは少し厳しすぎる気がします．それにうっ血乳頭は頭蓋内圧亢進があっても出ないことが多いので，あればそうと言えそうですが，なくても否定はできない所見なのです．

まなぶ うっ血乳頭がないから頭部 CT は不要！ というのはダメなんですね．たしかに慣れないことに手間取って余計な時間を食ってしまうなら，さっさと頭部 CT を撮ったほうがいいかもしれませんね．

天沢 頭部 CT が絶対に必要かといわれると，そうでもないなと個人的には思っています．だけど，社会的な事情もあるし，自分を守る意味でも原則から外れたことはあまりしないほうがいいと思います．特に経験が浅いうちはね．

髄液所見の解釈をしよう！

まなぶ 国試で細菌性とウイルス性の区別は散々やってきたので，髄液所見は任せてください．細菌性の場合は，多核球優位の細胞数上昇

（白血球上昇）と糖の低下が代表的な所見です.

天沢 うーん. 残念ながら実際の臨床では, その知識はあまり使えません. なぜなら, そうひとえにはいかないから. もちろん, 参考にはするけどね. ちなみに髄液所見の正常値は言えるかな？ そっちのほうが大事かも.

まなぶ うー. わかりません（T_T）.

天沢 圧は 100〜200 mmH$_2$O くらい. 蛋白は 40 mg/dL 以下. 糖は血糖値の 1/2 以上. Cl は血中と同じくらいだよ.

まなぶ たしかに, 正常値そのものを知りませんでした. せっかく髄液検査をしても, 国試みたいにクリアカットにいかないっていうのはガッカリだなぁ〜.

天沢 髄膜炎そのものを否定したいときには役立つから, 意味はあるよ（笑）. ただ, 細菌性かどうかの推定は教科書どおりにいかないということです. 例外として, 初圧がものすごく高ければクリプトコッカス, Cl がすごく低ければ結核が疑わしいなどはありますが, 基本的には髄液所見だけで判断せず, 臨床像やグラム染色と合わせて起因菌を推定するのが◎です. 肺炎のときみたいに, 疾患のための検査と起因菌の推定のための検査は, 分けて考えたほうがいいです.

まなぶ 国試では一発正答だったのに….

天沢 ま, あながち国試の知識も間違いではありませんよ. まなぶ君がさっき言ってくれた糖低下や多核球優位の細胞数上昇があれば細菌性髄膜炎の可能性が高くなるのはたしかです. ただ, それらに合致しないから細菌性は否定, というアセスメントは危険ってことです.

184

髄膜炎の治療はほとんど一辺倒

天沢 さて，髄膜炎の診断は色々と難しいことがわかっていただけたと思いますが，治療についてはほぼ一辺倒です．『わかる』編の内容を覚えていますか？

まなぶ えーっと，ステロイド＋CTRX＋VCM（＋ABPC）のセットですね．

天沢 素晴らしい！　特にCTRXが治療の中心を担います．脳外科手術後であれば緑膿菌カバーも含めてCTRX→CAZに変更，ヘルペスウイルスを考慮するときはアシクロビル（ACV）を追加するなど，いくつか変法はありますが，基本セットはほぼ必須です．

まなぶ 今回の患者さんでは肺炎球菌が髄液のグラム染色でわかったんですよね．初期対応としてPCGで治療してはいけないというのは前に教えてもらいましたが，感受性が出れば変更してもいいですか？

天沢 髄膜炎の致死率は20～30％と非常に高く，安易なde-escalationは禁物というのがポイントです．ペニシリン系は炎症があれば中枢への移行性は悪くないといわれていますが，もともと得意な領域というわけではないし，PCGによる髄膜炎治療はエビデンスも少ないのです．ただし，髄膜炎菌にはPCGが1st choiceになりますけどね．

まなぶ ABPCはリステリアによく効くためですか？

天沢 そうです．リステリアにはABPCが特効薬みたいなものなので，50歳以上，免疫不全，妊婦さんなどの背景がある場合には必ず投与しましょう．ついでの話をしておくと，リステリアはグラム染色でほとんど見つけられないし，髄液所見も単核球優位になる

ことが多いです.

まなぶ あ…だから髄液所見だけじゃなくて総合的に判断すべきなんだ.
単核球＞多核球でも細菌性はあるということですね.

天沢 そのとおりです. ほかに質問はありますか?

まなぶ ステロイドは大丈夫なんですか? 感染症には一般的に NG で
すよね.

天沢 なぜかという理屈をするのは難しいけど, 抗菌薬投与前に入れる
ことで予後をよくする（合併症を減らす）とわかっています. た
だし, 今のところエビデンスがしっかりあるのは肺炎球菌が起因
菌のときだけですけどね.

まなぶ 治療期間はどれくらいですか?

天沢 インフルエンザ桿菌・髄膜炎菌が7〜10日間, 肺炎球菌は10〜
14日間, それ以外は21日間以上が目安になります.

まなぶ 最後にもう1つ! de-escalation をするときの抗菌薬の選択を
教えてください.

天沢 肺炎球菌なら CTRX. ただし, MIC＞2なら VCM, MIC＞8な
ら RFP が望ましい. インフルエンザ桿菌も CTRX. 髄膜炎菌に
は PCG. 緑膿菌なら CAZ, 黄色ブドウ球菌なら VCM. リステ
リアはやっぱり ABPC. 玄人向けだけど, シナジー効果を狙っ
て GM を追加するのもありです. ほかの選択肢としては ST 合
剤, RFP, CP あたりも.

まなぶ よくわかりました! ありがとうございます.

第4章 ケースで学ぶ感染症との闘い方

column

髄膜炎は起こさないことが大切！

　治療も大切ですが，予防はもっともっと大切です．小児ではインフルエンザ桿菌が主に関与しているため，Hib ワクチンが重要です．高齢者では，肺炎球菌ワクチンも大事．どちらも普及しつつあり，事実，髄膜炎の罹患率はグッと減ってきています．また，感染者に濃厚接触した場合（特に髄膜炎菌）は，CTRX や RFP の予防投与が推奨されています．髄膜炎は起こす前に治す！　なんてね．

5 膝が痛いよ!

> 72歳男性. 2日前から発熱と関節痛が出現. インフルエンザと思って様子をみていたが, 右膝の痛みが強くなったため救急外来を受診した. 既往は2型糖尿病. バイタル：BT 38.8℃, BP 153/66 mmHg, PR 96/min・整, RR 18/min, SpO$_2$ 99%（r.a.）.

急＆単にはご注意を!

まなぶ 関節炎はすごく苦手意識があります…….

天沢 まだ「関節炎」と決まったわけじゃないけどね. 関節痛をみたら, まず**外傷**を否定しましょう.

まなぶ ……明らかな外傷エピソードはないそうです. 言い直しますが, 「関節痛」ってすごく苦手意識があります（*_*）.

天沢 たしかに, 鑑別も多いし奥も深い. だけど, ポイントを意識しておけば苦手意識もなくなるんじゃないかな.

まなぶ その言葉を待っていました！！

天沢 大事なのは, ①**急性発症**, ②**単関節の炎症**, ③**他動痛**の3つに当てはまるかどうかです. どれか1つでも当てはまらなければ, 専門書でも開いてじっくり鑑別をするか, 翌日専門医外来へ受診でいいでしょう.

まなぶ シンプルですね！ でも逆に, 上記すべてに当てはまってしまった場合はマズイということですよね？

第4章 ケースで学ぶ感染症との闘い方

天沢 そのときは**関節穿刺**が必須です．関節液の所見は見慣れないかも
しれないけど，簡便な指標として WBC＞2000 であれば炎症性
疾患を疑います．例えば痛風，偽痛風，化膿性関節炎など．特に
WBC＞20000 ならば化膿性関節炎の可能性が非常に高いと言え
ます．

まなぶ なるほど！　今回は急性発症かつ単関節の炎症がありそうです．
あとは…他動痛もあるようですね．いざ，関節穿刺！！

天沢 他動痛がない場合は，関節周囲の炎症を示唆します．鑑別が大き
く変わってくるので，たとえ急性発症＆単関節の炎症であって
も，焦らずしっかり身体所見をとることが肝心です．

化膿性関節炎と診断したら

天沢 さて，関節液がとれたら検査結果が返ってくるのをただぼんやり
待つだけでなく，グラム染色をしましょう．どんな起因菌を予想
しますか？

まなぶ 整形外科領域は**黄色ブドウ球菌**で決まり！

天沢 代表格ですね．ただ，連鎖球菌や GNR などもありうるので注意
してください．特に GNR が出た場合は，迷わず専門医コンサル
トが望ましいでしょう．

まなぶ ん？　……グラム染色をしましたが，なにも見えません．

天沢 白血球はしっかりあるから炎症はありそうだね．どうしようか？

まなぶ うーん．X 線？？

天沢 次にとるべきアクションは**偏光顕微鏡**です．お……ピロリン酸カ
ルシウムがみえました．偽痛風ですね．X 線でも偽痛風に矛盾し

189

ない所見を認めました.

まなぶ 偏光顕微鏡？？　初耳です.

天沢 すべての施設でできるわけじゃないのが難点ですけど，痛風・偽痛風の診断には欠かせません．ちなみに，化膿性関節炎だった場合の初期治療はどうしますか？

まなぶ CEZ ですね！

天沢 いいね．抗菌薬だけじゃなく，ドレナージを合わせるのが最大のポイントです．MRSA の可能性も考慮するなら VCM を検討しましょう．治療期間の目安としては，黄色ブドウ球菌がメインの１つということもあり，2〜4 週間程度と少し長めです.

診断：偽痛風

column

淋菌性関節炎

　若年女性に好発し，単関節よりも多関節炎を起こす疾患です．関節液の培養は，特殊な培地が必要だったりと検出が難しいため，尿道分泌物や咽頭の培養が診断の鍵になります．治療は淋菌の 1st choice である CTRX を 1 週間程度．若年女性の急性発症，多関節の炎症，他動痛をみたら鑑別に挙げておくとワンランク奥深い診療ができます．ただ，かなり稀な疾患であり，著者は今までに 2 例しか診たことがありません．最初から疑うというよりも，原因不明の多関節炎をみたら考慮してみてください.

第4章｜ケースで学ぶ感染症との闘い方

専門とはなにか

まなぶ 1点疑問が残りました.

天沢 なにかな？

まなぶ 急性発症，単関節の炎症，他動痛に当てはまらない場合の対応についてです．僕たちが first touch するのは基本的に救急外来くらいかと思いますが，たとえ緊急性の低いものだとしても翌日受診にしたら，その間に悪化しちゃう可能性だってありますよね？

天沢 そのとおりだね.

まなぶ それでいいのかなーって.

天沢 本当ならよくないね.

まなぶ ですよね．しかも，うちの大学病院は膠原病の先生が特に厳しいんです．来年，もし大学病院で研修することになったとして，研修医とはいえ診断もろくにつけずに翌日フォローとしたら，ぶち切れられる気がして…….

天沢 ん〜じゃ，例えばその膠原病の先生が当直していたとしよう．胃潰瘍による吐血疑いの若年男性がきて，翌日内視鏡フォローという対応にしていたら，それは悪いことなのかな？

まなぶ 待てると判断したならいいと思います.

天沢 でも，悪化するリスクはゼロじゃないよ？

まなぶ それはそうですけど．つまり，内視鏡を専門外でもやれっていうことですか？　それはちょっと話が飛躍し過ぎているような気が…….

天沢 ほぼ不可能だよね．でも，話が飛躍しているとは思いませんよ.

191

道具を使っていれば専門で，そうでなければ専門じゃないという理論は違うと思います．道具を使わないものだって同じくらい熟練が必要なものはあると私は考えています．

まなぶ　！

天沢　患者さんのために全部すべきというのは確かに正論なのですが，現実が少し見えていないかもしれません．技術を 1 つ会得するだけでも，並大抵の努力では叶いません．さっきも言ったけど「関節炎」は奥が深い．それを専門にしている人たちもいるくらいにね．それを十分にアセスメントするためには豊富な知識だけじゃなく，莫大な経験が必要になります．誰もができなきゃいけないことと，専門医が診るべきものの境界線は難しいし，人によってもそのラインは違うと思うけど，私個人としては緊急対応が必要なものじゃないならば，中途半端に対応するよりも翌日専門医のもとで診てもらったほうがはるかにいいことだと思っています．そもそも時間をかけた鑑別というのは，救急外来の役割からは外れます．患者さんは医者ならなんでも診られると考えている人もいますが，そうでないことを素直に伝えることもよい医療を提供するためには必要な要素なんじゃないかな，と思います．

まなぶ　…….

天沢　ま，絶対にそう！ と主張したいわけではありません．これは私個人の考えであって，まなぶ君はまなぶ君なりの意見があるでしょう．むしろ，私自身も「関節炎」をできることならきちんと診たいと思って，日々勉学を積み重ねています．しかし，研修医というスタート地点にたったばかりのまなぶ君には，専門性が高いことばかりに目を向けず，誰もが対応できて当然のことをしっかり磨いていくことのほうがまずは大事なんじゃないかと思っているのです．いつも言っていることですが，基本を疎かにする人はいけません．

第4章｜ケースで学ぶ感染症との闘い方

まなぶ （…先生のなかにも葛藤があるんだろうなぁ，そんな感じがする．
どこまですべきかというライン引きは難しいけど，現実的な視点
抜きに，これからの医療はやっていけないのかも．）

まなぶ君のまとめノート

- ☐ 頭痛といえば critical なものとして SAH，髄膜炎，緑内障発作を鑑別にあげる
- ☐ 髄膜炎は jolt accentuation test が陰性なら可能性は低そうだが，しっかり全身状態と経過をみることが大切になる
- ☐ 腰椎穿刺前に 60 歳以上，中枢神経疾患の既往，免疫不全，1 週間以内のけいれん，意識障害，神経学的所見ありがあれば頭部 CT を行う
- ☐ うっ血乳頭があれば頭蓋内圧亢進を疑うが，なくても否定はできない
- ☐ 髄膜炎疑いの重症例には，採血・血液培養→抗菌薬→（頭部 CT）→腰椎穿刺の順番ですすめる
- ☐ 髄膜炎の初期治療はステロイド，CTRX，VCM であり，適宜 ABPC，GM，ACV を追加する
- ☐ 髄膜炎のときは安易な de-escalation は NG だが，肺炎球菌やインフルエンザ桿菌なら CTRX，髄膜炎菌なら PCG，リステリアなら ABPC，緑膿菌なら CAZ，黄色ブドウ球菌なら VCM が適応となる
- ☐ ステロイドは抗菌薬投与前に入れることがポイント
- ☐ 髄膜炎の治療期間は 7〜14 日間程度が基本となる
- ☐ 髄膜炎予防にはワクチンが鍵となる
- ☐ 緊急性の高い関節痛は急性発症&単関節の炎症&他動痛の 3 つが揃ったもの
- ☐ 関節液で WBC＞2000 ならば炎症性を疑う（WBC＞20000 なら細菌性が濃厚）
- ☐ 化膿性関節炎には CEZ や VCM が 1st choice になる

第4章｜ケースで学ぶ感染症との闘い方

6 足が痛いよ!

> 42歳男性．3日前から右足に痛みがあり，本日より発熱したため来院した．既往は特になし．バイタル：BT 38.3℃，BP 142/55 mmHg，PR 88/min・整，RR 18/min，SpO$_2$ 100%（r.a.）.

解剖学的な深さにこだわらず，臨床像をつかもう!

天沢 さて，どう考えますか？

まなぶ 部位から関節炎ではなさそうです．急性の発熱＋片側性の下肢痛より，皮膚軟部組織感染症とDVTを最初に考えました．皮膚所見がありそうなので，前者が疑わしいと思います．

天沢 素晴らしい！ ところで，皮膚軟部組織感染症のうち，せつ，丹毒，蜂窩織炎，壊死性筋膜炎の違いって知っていますか？

まなぶ 任せてくださいよ．せつは表皮，丹毒は真皮，蜂窩織炎は真皮〜皮下組織，壊死性筋膜炎は皮下組織〜筋膜におこる感染です（^^）.

天沢 学問的な視点をありがとう．臨床的な特徴は？

まなぶ ……ん？

天沢 ん（笑）？ せつは，いわゆる「おでき」のことです．丹毒は，正常な皮膚との境界がハッキリしており，あまり盛り上がらないのが特徴で，顔面や下肢に好発します．蜂窩織炎は，正常な皮膚との境界がハッキリせずやや盛り上がるのが特徴で，下肢に好発

195

します．初期の壊死性筋膜炎のキーワードは「見た目と釣り合わない痛み」であり，急速に進行していくのが特徴です．特に陰部にできるものをフルニエ壊疽と呼ぶということは覚えておきましょう．

まなぶ 丹毒と蜂窩織炎の違いが大切ですね．蜂窩織炎は皮下組織の炎症だから拡がりやすいって覚えておけばいいですか？

天沢 端的かつわかりやすくていいね！　今回は境界不明瞭かつ少し盛り上がっているような皮疹でした．急速な進行がないか注意したうえで，蜂窩織炎の診断です．

診断：蜂窩織炎

蜂窩織炎に血液培養はいるの？

天沢 よく質問される１つに，蜂窩織炎に血液培養はいるの？ ということがあります．そもそも，蜂窩織炎における血液培養の陽性率は５％程度しかありません．

まなぶ 肺炎より低いですね（＾＾;）．ということは，肺炎と同じく症例を選んでって感じですか！？

天沢 いえ，蜂窩織炎に血液培養は全例必須です．肺炎と違って起因菌に絞った治療をほぼ全例で行うので，万が一予期せぬ菌だった場合に，闘い方が全然異なってくるからです．

まなぶ 蜂窩織炎に血液培養は必須！　僕個人としてはそういうシンプルなほうが好きです．

天沢 蜂窩織炎の治療期間は，炎症がおさまった3日後まで（だいたい1週間）が目安になります．

まなぶ 血液培養が陽性になったら，2週間の治療が必要ですね．

蜂窩織炎と壊死性筋膜炎の治療について

天沢 蜂窩織炎に対する治療を教えてください．

まなぶ 起因菌の多くは黄色ブドウ球菌かレンサ球菌なので，**CEZ** がよい適応だと思います．ペニシリン系アレルギーなら CLDM とか．

天沢 いいね，そのほかは？

まなぶ ほか？？

天沢 **RIE** ですよ．整形外科で習った RICE（Rest, Icing, Compression, Elevation）から Compression を引いたものです．蜂窩織炎の治療には RIE が欠かせません．

まなぶ 蜂窩織炎の治療には抗菌薬と RIE の2つが必要……．大事なことなのに抜けていました．もし，起因菌がA群β溶連菌と判明したら，PCG に de-escalation していいですか．

天沢 素晴らしいですね．では，壊死性筋膜炎の初期対応についてはどうでしょうか？

まなぶ ……カルバペネム系？？

天沢 さすが！ よく覚えていました！ **カルバペネム系（もしくはPIPC/TAZ）＋VCM＋CLDM** が 1st choice になります．VCMは MRSA カバー，CLDM は毒素を抑えるために使用します．もちろん抗菌薬だけでなく，**デブリードマン** も欠かせません．

まなぶ 壊死性筋膜炎の治療は，抗菌薬とデブリの 2 つが鍵ですね！

---

column

血液培養いつもありがとう

　なかなかよくならないときには，アプローチを見直すという英断が必要です．予期せぬ菌や感受性の問題だけでなく，診断ミス，基礎疾患・他薬剤との兼ね合い，ドレナージ不足，アドヒアランスなどさまざまな要因が絡んでくるので，治療がうまくいかないときの判断は一筋縄ではいきません．人間，自分が間違っていることにはどうしても気づきにくいものなのです．そんな苦しい状況下で，一筋の光がさすことがあります．それが血液培養．実際に何度助けられたことか……（T_T）．少しカッコ悪い気もしますが，起因菌から疾患を考え直すというのもすごく大切です．尿路感染症を疑っていたのに血液培養から GPC が出た場合は，CRBSI や IE などを考えなくてはいけません（もちろんコンタミも）．血液培養採っておいてよかった！ ということは多々ありますが，血液培養採らなくてよかった！ ということはあまり経験しません．focus が絞れないときには，血液培養を頼りにするという方法も全然悪いことではありません．

第4章 ケースで学ぶ感染症との闘い方

7 耳が痛いよ！

4歳男児．昨日からしきりに耳を触るようになり，本日より発熱した．既往は特になし．バイタル：BT 37.5℃，PR 120/min・整，RR 24/min，SpO$_2$ 99％（r.a.）．耳鏡で鼓膜の一部に発赤を認め，少し動きが悪かった．

経験則を優先しよう

天沢　診断は？

まなぶ　うーん，急性中耳炎？

天沢　はい，正解．

診断：急性中耳炎

まなぶ　早っ！！！！！！！！！！！

天沢　ま，典型的だし．それよりも治療はどうしましょうか？

まなぶ　うーん．中耳炎の起因菌といえば肺炎球菌，インフルエンザ桿菌，モラクセラ・カタラーリスですから……AMPC あたりはどうですか？

天沢　いえいえ．中耳炎，副鼻腔炎に関しては，重症でなければ経過観察で OK ですよ．80％程度は自然治癒します．

199

まなぶ あ，そういえばそうだった！ 抗菌薬を学んだばかりだから，つい抗菌薬の視点に縛られてしまいましたよ（^_^;）．

天沢 抗菌薬の選択には常に「使わない」という選択肢があることを忘れないようにしましょう．

まなぶ そうですね．『わかる』編で学んだことを思い出すと，2歳未満，38.5℃以上の発熱，鼓膜全体の発赤・膨隆，耳漏などの強い炎症症状があれば，抗菌薬や鼓膜切開を検討すると．

天沢 実は，鼓膜切開は微妙〜〜って巷ではいわれているけど…今回その話はいいや（笑）．中耳炎や副鼻腔炎に対する培養はほとんど意味がないため，経験的治療がメインになってきます．

まなぶ 1つ疑問なんですが，20％は自然治癒しないんですよね？ 無視できるほどの数ではないと思うんですけど，治療が遅れちゃっても大丈夫なんですか？ 親は子どものためなら鬼にでもなるっていうじゃないですか．もし悪化なんかしようものなら……．

天沢 たしかに子どもの場合は，ご家族の意見も十分に考慮しなくちゃいけないのも事実（^_^;）．ただ，中耳炎に関しては200人に1人程度しか重症化しませんし，そもそも抗菌薬が2，3日遅れてもその確率は変わらないといわれています．

まなぶ ほっ．それを先に言ってくださいよ．それなら安心して経過観察してもよさそうですね．

天沢 抗菌薬はAMPC，耐性を気にするならAMPC/CVAを5日間投与します．ペニシリン系が使えないときにはAZMや第3世代セフェム系の経口薬（フロモックス®など）が推奨となっていますが，前者は耐性の問題，後者はbioavailabilityの問題があるので，これらを1st choiceにするのはやめましょう．

まなぶ 子どもの中耳炎はわかりました．1つ質問です．昔，大人の中耳

炎は小児と違う対応を……と聞いたことがあるのですが，実際は
どうなんですか？

天沢 大人の中耳炎は稀であり，ペニシリン系耐性が多いといわれてま
す．なので，セフェム系がダメならニューキノロン系を使うのも
致し方なしという感じです．

column

好中球減少時の発熱（FN）

　好中球数が 500/μL 以下（1,000/μL 以下とする施設もあり）のときの発熱を FN といいます．focus を探す努力は通常どおり行いますが，3 割程度しか focus がわからない（血液培養も 1/4 程度しか陽性にならない），一部禁忌となる手技あり（前立腺の触診など），できるだけ早く抗菌薬投与を行う方がいい，ということを意識しなければならず，ワンギア上げた対応が求められます．FN の多くは腸管からの bacterial translocation で起こるため，緑膿菌も含めた GNR をカバーする抗菌薬の選択が望まれます．そのため，FN に対する抗菌薬は CAZ，CFPM，PIPC/TAZ，MEPM あたりになります．また，全身状態不良であれば，GM の追加も検討が必要です．

　しかし，頻度でいえば黄色ブドウ球菌などの GPC のほうが多いのです．そのため，当然 VCM が必要になることもあります．「必要になることもある」という言い方をしているので勘の鋭い読者の方は気づいたと思いますが，全例適応ではありません．GPC に関しては，重症（血圧低下など），黄色ブドウ球菌を積極的に疑う（人工物あり，培養陽性歴ありなど），ニューキノロン系の予防投与ありなどがなければ，治療が少し遅れても生命予後には影響しないといわれています．そのため，上記抗菌薬を使用しても改善が得られない場合に VCM の追加を行う（＋抗真菌薬も検討），というのが現在のスタンダードな治療です．

　focus がわかればそれに準じた治療期間で，focus がわからなければ好中球減少が改善して 7 日もしくは解熱後 3 日が抗菌薬終了の目安になります．

8 下痢がひどいよ!

> 26歳男性. 12時間前から嘔気あり. その後, 嘔吐（2回）および水様性下痢（6回）が出現したため, 救急外来を受診した. 既往は特になし. バイタル：BT 36.5℃, BP 114/75 mmHg, PR 92/min・整, RR 14/min, SpO$_2$ 98%（r.a.）.

下痢がないときに安易に胃腸炎と決めつけない

天沢 やや頻脈気味ですが, バイタルは概ね正常範囲内ですね. 下痢, 嘔吐, 腹痛は急性胃腸炎の三徴といわれており, 特に下痢がある場合は胃腸炎が濃厚です. ただし, 腹痛や嘔吐だけだとほかにも鑑別が多数あがりますので注意.

まなぶ なるほど! 発熱は必発じゃないんですか？

天沢 一般的に発熱がないとウイルス性, あると細菌性の可能性が高いといわれていますが, 絶対ではないですね. ノロウイルスなんかでも発熱はしますし, 逆に黄ブ菌は発熱しません.

急性の下痢はシンプルに考えよう!

まなぶ 急性の下痢であれば, 胃腸炎の可能性が高いことはわかりました. ですが, その先が問題ですよね. 黄ブ, ビブリオ, 大腸菌, カンピロバクター, サルモネラ, エルシニア, 赤痢菌, C. difficile, ウイルスなど原因となるものが多すぎます（T_T）. 何

を頼りに診断すればいいんでしょうか？　やっぱり食事歴ですか？

天沢　頻度でいえば，ウイルス，カンピロバクター，サルモネラあたりが多いですね．食事歴は参考にするけれど，やっぱり最終的な決め手は**便培養**になるかな．

まなぶ　抗菌薬の観点でいくと，カンピロバクターはマクロライド系，それ以外はニューキノロン系だから，とりあえずカンピロバクターだけでも区別できればと思うんですが……．

天沢　素早くカンピロバクターをみつけるには，**便のグラム染色**をして**gull-wing**をみつけることです．ただ，結論を急ぐなら，それらも不要なことが多い．

まなぶ　え！？

天沢　まず，便のグラム染色はあまり感度がよくないという点があります．カンピロバクターは菌量が少なくても感染が成立するので，数が少なくてみえないということもあります．それに gull-wing 自体も慣れないうちは見逃しやすいのです．その他，もろもろ考慮すると，時間対効果があまりよくありません．

まなぶ　でも，患者さんのためになるなら時間を惜しんではいけないと思うんですけど……．

天沢　素晴らしい心がけです！　…が，アセスメントが変わらなければどうでしょうか？

まなぶ　？

天沢　基本的に**入院が不要な急性胃腸炎に抗菌薬はいりません**．gull-wing をたとえみつけても結局保存療法になるなら，その分，ほかの患者さんをしっかり診る時間にあててはいかがでしょうか．

第4章 ケースで学ぶ感染症との闘い方

どんな仕事でもそうですが，優先順位をつけて仕事をすることも大切な能力の１つです.

（まなぶ）でも，感染症科の先生には全例染めろ，と言われましたよ.

（天沢）もちろん，時間があるならするに越したことはないですし，診断がつく可能性があるというメリットもあります．だから，理想論をいえば行ったほうがいいんでしょうけど，現実的にはそこまでは難しいこともある…ということです.

（まなぶ）たしかに全例なんでもかんでもグラム染色するというのは，身がもたなさそう…….

（天沢）ただ，積極的にしたほうがいいときもあります．それは，高熱，血便，下痢回数が８回以上など重症の場合や，食品関係者，基礎疾患がある患者さんのときです．こういう抗菌薬を検討してもいいような場合には，カンピロバクター腸炎かどうかを見極めることでアセスメントが変わってくるので，重要な意味をもってきます.

（まなぶ）なるほど！ 患者さんごとに適応を考えるんですね！

（天沢）国試ではすっかり有名になりましたが，カンピロバクターはギランバレー症候群を，サルモネラは菌血症を合併することがあるので，しっかりそのリスクも説明しておきましょう.

gull-wing をみつけたい

（まなぶ）そんな gull-wing ですが，みつける裏技みたいなもの…先生ならあるんでしょう(^^)？？

（天沢）何箇所も根気強くみつけることが１番！ …だけれど，聞いた

205

column

グラム染色を味わう

　グラム染色はいらない！ みたいな内容になっていますが，著者はグラム染色をするのがとても好きです．客観性のある判断材料が手に入ることももちろんですが，なにより原因菌をみつけたときの喜びが大きいからです（笑）．海外では医師がグラム染色をしてはいけない国もあります．訴訟のリスクがあるため，技師さんでなければ行ってはいけない！ というルールだそうです．

　なかなか設備が整っているところばかりじゃないかもしれませんが，日本ではできる自由が残されています．それって素晴らしいことだと思いませんか？　グラム染色は must じゃないけど should．エコーみたいなものだと，個人的には思っています．

いのはそういうことじゃなさそうだね（笑）．裏技かどうかはわからないけど，前にクリスタルバイオレットを使わないことでみつけやすくなるというのを感染症科の先生から教えていただいたことがあります．

まなぶ　最初の紫色の液を使わないんですね！　そっか gull-wing（カンピロバクター）はグラム陰性桿菌ですもんね．

天沢　さて，今回の患者さんの話に戻しましょう．全身状態は保たれており，水分摂取も可能であったため，抗菌薬はフリーで経過観察としました．数日後，無事に治癒したとの連絡が入りました．

診断：急性胃腸炎

第4章｜ケースで学ぶ感染症との闘い方

まなぶ もし，次フォローアップしたときにも下痢が続いてしまっていた場合にはどうすればいいですか？

天沢 基本的に1週間以上続くときは，原虫（ランブル鞭毛虫，クリプトスポリジウム，赤痢アメーバなど），消化器疾患（炎症性腸疾患，慢性膵炎など），薬剤性などの**ほかの可能性を考えたほうがいい**ですね．

まなぶ なるほど！

入院中の下痢は全く話が異なる

天沢 多くの感染症がそうであるように，シチュエーションによって想定する菌が変わります．肺炎も同様でしたね．今回は院内発症の下痢症について考えていきましょう．

まなぶ 院内下痢症の定義は，入院後72時間以上してから起きた下痢のこと…らしいです．

天沢 そのとおり．入院してすぐ発症したものを院内下痢症としてはいけません．その場合は，市中の下痢症と同じ対応でOK．では逆になぜ，院内下痢症では市中発症の下痢症の菌を考慮しなくていいのでしょう？

まなぶ 言われてみればなんでだろう…．AIDS患者さんがニューモシスチス肺炎でなく，普通の肺炎球菌性肺炎にもかかるように，院内下痢症の定義に当てはまるとしても，通常の細菌性腸炎にかかる可能性だってありますよね．

天沢 ただ，やはり基本は考えなくてOK．理由は，病院内で食中毒が起きるというのはまず考えにくいから．万が一，入院患者さんに食中毒が起きたら超〜〜ヤバイよ？　マスコミ沙汰は必至．食事

207

は病院が最も気を使っているところの 1 つなので，そこの信頼性は担保されていると思ってよいでしょう．

まなぶ たしかに！ 無くはないけど，病院内で食中毒が流行！ みたいなことはあまり聞いたことがありませんね．もしもそんなことが起きたら，病院の信用は地に落ちてやっていけないですよね．

天沢 そう．だから，入院 3 日目以降の下痢に**便培養は不要**というのも納得でしょう．そして，入院 3 日目以降の下痢は**薬剤性**や *C. difficile* など医原性関連が原因のことが多いです．

C. difficile の検査

まなぶ 抗菌薬では CLDM やセフェム系が *C. difficile* を発症するリスクが高いんでしたよね．

天沢 そうだね．あと，あまり知られていないけどニューキノロン系も同じくらいリスクがあるといわれています．ところで，これらの抗菌薬を投与してから，*C. difficile* のリスクがどれくらい続くかは知っているかな？

まなぶ え，抗菌薬を使用している間だけじゃないんですか？

天沢 なんと抗菌薬を終了してから，2 か月くらいはリスクが持続するともいわれています．

まなぶ えええ！ 抗菌薬を切れば問題ないと思っていました．やっぱり，抗菌薬を使うってそれなりにリスクがあるんですね．なんだか使うのが怖くなってきましたよ．

天沢 大丈夫！ 必要なら使う，不必要なら使わないを徹底すればいいだけだよ！

第4章 ケースで学ぶ感染症との闘い方

まなぶ ははは（それが難しいんですけど〜^^;）.

天沢 *C. difficile* の検査として，CD抗原とCDトキシンの2つが有名です．それぞれの検査意義を確認しておきましょう．まず，**CD抗原は感度が高いのでスクリーニング（除外診断）に有用**です．ただし，特異度はあまり高くないため，これが陽性だからといって *C. difficile* による院内下痢症とは言えません．逆に，**CDトキシンが陽性なら確定**です．ただし，CDトキシンは1か月程度持続してしまうという特性があるので，治療効果判定には使えません．そのため，臨床的によくなったかどうかが治療の指標になります．迷うのはCD抗原（＋），CDトキシン（−）のときですね．この場合には，トキシンを再検するかPCR法を行うのがよいでしょう．しかし，待てない状況で臨床的に明らかな場合には，治療を開始してOKとされています．

まなぶ 検査をただ羅列して覚えるだけじゃなくて，その解釈まで知っておくことがやっぱり大事ですね〜〜．国試もそういうことを出題してくれればいいのになぁ．

C. difficile の治療について

天沢 治療はもう大丈夫だよね！

まなぶ えっと，まず**不要な抗菌薬を中止**して，軽症なら**MNZ**，重症なら**VCM（経口）**を使用します．

天沢 うん，バッチリ．**10日間**が治療の目安になります．

まなぶ けっこー長いですね（汗）．ところで，無症候性の場合も治療ってしたほうがいいんですか？

天沢 基本的には**不要**です．長期入院患者では50％，健常人ですら

10％は保菌しているといわれていますからね．そんなことをしたら，みんな VCM づけになっちゃうよ（笑）．

まなぶ 保菌自体は悪いことじゃなくて，菌交代現象がイカンということですね．

天沢 そうそう．それから，治療よりも大切なのが予防になります．手をしっかり洗う（*C. difficile* はアルコール抵抗性），手袋・ガウンを使用する，排菌者は個室対応にする，抗菌薬を無駄に使わないなど．どれも基本中の基本だけど，実践できている人は意外に少ないです．

まなぶ 知っていることと，実際にできるかどうか，というのは似ているようで全く違いますもんね．

天沢 忙しいとついつい目に見えないものは疎かにしてしまいがち．自分も気をつけてはいるけど，習慣化するまでは意識しないと難しいんだよね（＾＾;）．

column

C. difficile の豆知識 5 コ

①直腸〜S 状結腸に好発する

②国試で有名な偽膜形成は半数しかみられない

③2 か月以内に 10〜20％程度が再発する

④下痢がなく，いきなり腸管穿孔やイレウスをきたすことがある

⑤健常人の便を入れるというとんでもない治療があり，奏効率はなんと驚異の 90％．しかし，倫理的に問題があって現状はできない（他人のう〇ちを入れるとか，なかなかハード．笑）．

まなぶ君のまとめノート

- [ ] 急性の発熱＋片側性の下肢痛からは皮膚軟部組織感染症と DVT を考える
- [ ] 痛みのわりに皮膚所見が軽ければ初期の壊死性筋膜炎を考える
- [ ] 蜂窩織炎には血液培養が必須である，
- [ ] 蜂窩織炎には CEZ＋RIE が，壊死性筋膜炎にはカルバペネム系（PIPC/TAZ）＋VCM＋CLDM＋デブリが 1st choice になる
- [ ] 蜂窩織炎の治療期間は約 1 週間である
- [ ] 急性中耳炎の治療は経過観察，AMPC，AMPC/CVA，鼓膜切開がある
- [ ] 急性中耳炎のおおよそ 80％は自然治癒する
- [ ] 急性中耳炎で 2 歳未満，38.5℃以上の発熱，鼓膜全体の発赤・膨隆，耳漏などあれば抗菌薬を検討する
- [ ] 急性中耳炎は約 0.5％が重症化する
- [ ] 急性胃腸炎は嘔吐，腹痛，下痢の三徴を起こす
- [ ] カンピロバクターはグラム染色で gull-wing としてみられる
- [ ] 上記を見つけることは重症患者，食品関係者，基礎疾患がある人で大切になる
- [ ] 1 週間以上続く下痢には原虫，消化器疾患，薬剤性など他の原因を考える
- [ ] 入院後 72 時間以上してから発症した下痢に便培養はいらない
- [ ] C. difficile のスクリーニングには CD 抗原，確定診断には CD トキシンが有用であるが，臨床的な判断が最も大切となる
- [ ] C. difficile には軽症なら MNZ，重症なら VCM（経口）が 1st choice になる
- [ ] C. difficile の治療期間はおおよそ 10 日間となる
- [ ] C. difficile 予防には手洗い，手袋・ガウン，個室対応，抗菌薬の適正使用などが重要となる

211

9 発熱のみだよ！（1）

> 58歳男性．発熱および意識低下を主訴に来院した．6日前から発熱あり．4日前に近医受診したところ胃腸炎かもと言われた．その後，下痢や嘔吐を含めて新規の症状はなかったが，本日より意識がぼんやりしていると家族に連れられて来院した．既往は尿管結石のみで健康診断でも異常の指摘なし．バイタル：BT 37.9℃，BP 188/93 mmHg，PR 96/min・整，RR 24/min，SpO$_2$ 99%（r.a.）．

典型例をおさらい

天沢 経過が少し長いね．top-to-bottom で診察したところ，眼瞼の点状出血や指先の Osler 結節を認めたよ．疑わしいのは？

まなぶ IE.

天沢 そうだね．全身を丁寧に診察することで特異的な情報を得られることがあります．『わかる』編で学んだ IE の特徴を言ってみよう．

まなぶ えーっと，起因菌は緑色レンサ球菌，黄色ブドウ球菌，腸球菌，HACEK あたり．

天沢 いいね！ 起因菌ごとにそれぞれ特徴があったよね．緑色レンサ球菌は最も多い起因菌（40%）で，黄色ブドウ球菌は急性かつ激しい経過をたどる菌，HACEK は血液培養から生えるまで時間がかかる菌でした．やや Advanced ですが，その他のレンサ球菌が原因になることもあります．特に *S. bovis* という菌が検出されたときには大腸癌の可能性を考慮すべきといわれているの

第4章｜ケースで学ぶ感染症との闘い方

で，余裕があれば覚えておきましょう．ほかに悪性腫瘍，自己免疫疾患，熱傷なども原因になりえます．

まなぶ 色々あるんですね！ あと，先天性心疾患，弁膜症，中心静脈カテーテルなどがリスクだったかと思います．あれ？ この人はリスクがないような……．国試で有名な歯科治療歴もなさそうですし．

天沢 リスクがない人に IE が起こることだってありますよ．リスクっていうのはあくまで起こりやすいかどうかの話で，<u>なければ除外ということにはなりません</u>．

まなぶ そっか．タバコを吸っていない人でも肺癌になる可能性はあるのと同じですね．IE 自体に臓器特異性のある症状はなく，合併症としては心不全と塞栓症．身体所見は Osler 結節，Janeway 皮疹，点状出血，爪下線状出血，Roth 斑などが有名です．

天沢 よく勉強していますね．すごいよ．よし，本書ではもう少し細かいところまで突っ込んでおきましょう．感染性心内膜炎は①菌血症，②心破壊＋塞栓，③免疫学的反応の 3 つで考えるとわかりやすいですよ．①の菌血症で<u>発熱，全身倦怠感，寝汗</u>を起こします．②の心破壊によって<u>心不全，弁膜症（MR/AR），房室ブロック</u>を，塞栓によって<u>脳梗塞，腎梗塞，脾梗塞，心筋梗塞，上腸間膜動脈閉塞症，ASO</u> を起こすことがあります．また，疣贅が飛んでしまうと塞栓部に感染を起こし，<u>脳膿瘍，髄膜炎，感染性動脈瘤</u>の原因にもなります．最後の③の免疫学的反応では，<u>糸球体腎炎，関節炎，抗核抗体（＋），RF（＋），ANCA（＋），RPR（＋），補体低下</u>が生じます．

まなぶ ひぇ〜〜！ 多彩すぎぃ！！

天沢 ま，細かく覚えるというよりも大きく 3 つの病態生理を掴んでおけばいいと思います．これをテストに出すと言われたらつらいものがあるけど，臨床では大きく括っておけばほとんど困ること

213

はありません．それに大事なポイントは『わかる』編で伝えてあるからね．手と眼をチェックして，心雑音もしっかり聴く．疑ったら血液培養3セットと心エコー（TTE，TEE）を行う．やることはすごくシンプルだよ！

まなぶ なるほど！ 所見の Osler 結節と Janeway 皮疹の2つがいつもごちゃごちゃになっていたんですけど，「じぇーんじぇーん痛くない Janeway 皮疹」を昨日思いついた僕は天才かもしれません．

天沢 上級者向けのアドバイスになりますが，心雑音は聴こえないこともあるので注意しましょう．弁以外に疣贅を形成しているとき，弁破壊が軽度であるとき，などがその例です．今回も心雑音は聴取しませんでした．

まなぶ （普通にスルーされた……）．

`column`

感染性心内膜炎の恐怖は身近に

逆に考えると，脳梗塞，心不全，心筋梗塞，化膿性脊椎炎などの裏には，感染性心内膜炎が隠れていることがあるかもしれないということです．どうしても1つの診断をつけると安心してしまいがちですが，常に忘れてはいけない疾患だと思います．脳梗塞かと思ったら低血糖や大動脈解離だった！ 心筋梗塞かと思ったら SAH だった！ 油断したときにこそ，臨床の魔の手が伸びてくるときです．

感染性心内膜炎の治療について

天沢 感染性心内膜炎の治療は髄膜炎と同じくわりと一辺倒です．『わかる』編で学んだことを教えてください．

第4章 ケースで学ぶ感染症との闘い方

まなぶ えっと，CTRX＋VCM です．

天沢 初期対応はそれでいいね．治療期間としては血液培養が陰性化してから4週間が目安になるので，陰性化を確認するまでは2〜3日ごとに血液培養を採り続けます．

まなぶ IE の de-escalation について教えてください．

天沢 おっけ〜．緑色レンサ球菌なら PCG，黄色ブドウ球菌なら VCM，腸球菌なら ABPC＋GM（耐性を考慮するなら VCM＋GM），HACEK なら CTRX（ABPC/SBT）が望ましい．まなぶ君ならもうこのあたりの理解はスムーズなんじゃない？

まなぶ 2つほど疑問が（汗）．1つ目は，GM 併用は腸球菌だけでよいのか，2つ目は，黄色ブドウ球菌に CEZ ではダメなのか．

天沢 相変わらずいい着眼点だね．1つ目の GM 併用については，腸球菌以外の菌については明確なエビデンスがないんだよね．GM の副作用を考えると，使えるとしても今のところ腸球菌くらいかな．もちろん，ほかの菌でもシナジー効果を狙って使うのはアリですが，よく考えて使うべきでしょう．特に VCM との併用は腎機能障害のリスクが高くなるので要注意．2つ目の CEZ については，たしかに黄色ブドウ球菌だけを考えれば非常によい適応なんですが，黄色ブドウ球菌による IE は激しい経過をたどることも多く，中枢神経系への感染も珍しくはないのです．つまり，中枢神経系への移行性を考慮する必要があり，そうなってくると CEZ はやや使いにくいということです．中枢神経病変の合併がないとわかれば，CEZ でも治療可能です．

まなぶ なるほど．難しいですね．

天沢 ほかにも，人工弁がある人では RFP を併用したり，治療抵抗例では DAP に変更したりと少々変法がありますが，このあたりは

専門医に必ず相談しましょう．ま，IEにおける抗菌薬の選択肢自体はあまりないのも事実だから，基本セットを覚えてしまうのが最も手っ取り早いと思います．

まなぶ　そうしておきます（^^;）．

天沢　今回は急性の経過であり，意識低下の原因はseptic encephalopathyもしくは脳塞栓症の影響と考えられました．そのため，血液培養（＋採血）と心エコー検査に加えて，頭部CT/MRIも施行．結果，脳塞栓症を合併した感染性心内膜炎の診断となりました．

診断：感染性心内膜炎

column

IEの手術適応について

- 心不全や肺高血圧症を合併したとき
- 疣贅が10 mm以上あるとき
- 塞栓を繰り返すとき（2週間で1～2回以上）
- 弁周囲に波及しているとき（膿瘍形成や新規脚ブロック出現など）
- 真菌や耐性菌など特殊な菌のとき
- 治療に反応しないとき（血液培養が陰性化しないなど）
- 人工弁にしてから2か月以内に発症したとき

第4章 ケースで学ぶ感染症との闘い方

10 発熱のみだよ！（2）

　71歳女性．本日より発熱と悪寒・戦慄が出現したため救急外来に受診した．既往は乳癌（52歳で手術．以降再発なし）．バイタル：BT 39.4℃，BP 118/71 mmHg，PR 114/min・整，RR 22/min，SpO_2 99％（r.a.）．

　23歳女性．3日前から下腹部の違和感と残尿感および排尿時痛を認めたため，来院した．既往は膀胱炎で，今回も膀胱炎だと思うと話している．バイタル：BT 36.2℃，BP 112/68 mmHg，PR 58/min・整，RR 14/min，SpO_2 99％（r.a.）．

病歴・身体所見でわからないとき

天沢　今回は2人の患者さんが同時に来たようです．

まなぶ　まずはバイタルから！ 後の方はあまり問題なさそうですが，前の人は shock vital になりかけており，熱も高く，頻呼吸を伴っているようです．

天沢　そうですね．まずは前の患者さんから診たほうがよさそうです．鑑別は挙がりますか？

まなぶ　もう少し情報が欲しいところです．

天沢　ほかに症状はなく，詳細に問診をとっても特異性の高い情報は得られませんでした．

217

まなぶ では，次に身体所見（top-to-bottom）！

天沢 上から丁寧に身体所見をとりましたが，有意な所見はありませんでした．

まなぶ うわっ．これはお手上げですね……．あ！ 乳癌の既往があるから腫瘍熱かも！

天沢 鑑別にはあがりますね．その前にとりあえず，胸部X線と尿検査をしておきましょうか．

まなぶ え，でもそれらを示唆する所見はなくないですか？？

天沢 まーね．ただ，focus がハッキリしないときには潔く検査にいったほうがいいでしょう．高齢者では肺炎と尿路感染症の頻度が高いわけだし．冬ならインフルエンザの検査も．

まなぶ （呼吸音は clear だし，CVA 叩打痛もないし，きっと陰性だろうなぁ…）

天沢 それから悪寒・戦慄があるから，菌血症も十分に考えられます．血液培養も採りましょう．ついでに採血もね．

まなぶ 悪寒・戦慄があると菌血症を考えるんですか？

天沢 だいたい寒気で2倍，悪寒で4倍，悪寒・戦慄で12倍程度，菌血症のリスクが上がるといわれています．寒気っていうのは厚着をすれば大丈夫なレベル，悪寒は布団をかぶれば大丈夫なレベル，悪寒・戦慄は布団をかぶってもガチガチ震えが止まらないレベルと，具体的に覚えておくといいよ．

重要 「fever work up」とりあえず 3 点セット

① 採血（＋血液培養）
② 胸部 X 線（＋喀痰培養）
③ 尿検査（＋尿培養）
　※インフルエンザ迅速検査も時期や流行によって考慮しよう！

検査はいかに！？

まなぶ　採血は CRP 22 mg/dL，WBC 15,800/μL と炎症反応の上昇がありますね～～．胸部 X 線は特に問題なさそうですが……あ！尿検査で WBC 3＋，亜硝酸塩＋，細菌＋を認めています！！

天沢　尿培養も追加しておこう．

まなぶ　CVA 叩打痛はなかったのに……．

天沢　CVA 叩打痛は除外にはあまり有用ではありません．特に高齢者の場合はね．病歴・身体所見は大切ですが，病歴・身体所見の限界を知っていることも大切です．

まなぶ　診断は尿路感染症で決まりですね！

天沢　今のところは最も疑わしいね．ただし，尿路感染症は除外診断といわれているので，ほかに focus がないことが前提です．元々おしっこが濁っているけど症状がない人（無症候性細菌尿）もいるわけで，安易に発熱の原因を尿路感染症に押しつけると，えらい目にあうことがあります．

まなぶ　難しいなぁ～．

天沢　起因菌推定のためにグラム染色もしておきましょう．多くはグラム陰性桿菌ですが，グラム陽性菌だと抗菌薬の選択も変わります

ので，…今回は，ほかに focus となりそうなところはありません
し，暫定的に尿路感染症の診断でよさそうですね．ちなみに，尿
路感染症は尿路感染症でもどこの感染ですかね？

まなぶ　発熱があるので腎盂腎炎だと思います．逆に，後の方は発熱がな
い＋膀胱刺激症状から，膀胱炎でいいと思います．

天沢　そうですね．2人目の患者さんも尿検査＆尿グラム染色を行った
ところ，細菌を認めました．

診断：（前）腎盂腎炎（後）膀胱炎

column

腫瘍熱を起こしやすい悪性腫瘍

国試的に有名なのは肝細胞癌，腎細胞癌，悪性リンパ腫ですね．ほか
に大腸癌，膵癌，血液悪性腫瘍なども発熱しやすい悪性腫瘍として知ら
れています．もちろん，どの悪性腫瘍でも腫瘍熱の原因になりうるわけ
ですが，今回の患者さんは再発なく経過している乳癌であるため，やや
考えにくいといえる状況です．それに，担癌患者さんといえど発熱の原
因は圧倒的に感染症のほうが多いです．やはり，急性の発熱とくれば，
感染症から考えるのが鉄則でしょう．

男性の場合はさらなる鑑別を

天沢　さて，今回はどちらも女性でしたが，もし男性だったらどうで
しょうか？

まなぶ 一般的に，男性は尿路感染症にはなりにくいですよね．そうすると基礎疾患を考慮したほうがいいんですかね．

天沢 excellent!!　解剖学的に男性は尿路感染症になりにくいことは有名だよね．なので，男性の尿路感染症を見つけた場合には，前立腺肥大症，神経因性膀胱（糖尿病など），尿路結石，泌尿器科腫瘍，最近の泌尿器科手術歴がないかチェックすることが大切です．逆に，これらの診断をつけるキッカケにもなりえます．

まなぶ 全部に共通しているのは，流れにくくなることですね．

天沢 素晴らしい！！　ちなみに，女性のほうが圧倒的に多いイメージかもしれないけど，65歳以上になると性差はほぼないといわれているので，男性だからという理由で尿検査をパスするのはダメですよ〜（特に高齢者）．それから，「尿路感染症」ではなく，必ず「腎盂腎炎」や「前立腺炎」など部位を特定するようにしましょう．

まなぶ そっか，男性の場合は女性と違って前立腺がありますもんね．PSA で鑑別ですか？

天沢 1つの証拠にはなるけど，PSA は気軽に測定できない施設も多いからね．1番いい鑑別方法は身体所見だよ．CVA 叩打痛があれば腎盂腎炎っぽいし，前立腺の圧痛があれば前立腺炎の可能性が高いよね．ただ気をつけないといけないのは，前立腺炎があるときに前立腺を触りすぎると敗血症を誘発することがあるため，好中球減少など免疫不全が背景にある患者さんでは，安易な直腸診は禁忌になります．

尿路感染症の治療はどうする？

天沢 腎盂腎炎の治療からみていきましょう．入院レベルなら CTRX

を 5 日間点滴で行った後に，外来治療に向けて CXM 内服（5〜9 日間）に切り替えます．合わせて 2 週間くらいの治療になりますね．ほかの選択肢としては ABPC/SBT → AMPC もアリ．最初から外来で治療可能なレベルなら CXM を 10〜14 日間もしくは CPFX を 7 日間あたりかな．

まなぶ 感受性がでれば，それに合わせた選択をすればいいのは今までと同じですよね．あと，グラム染色で腸球菌が見えた場合にはどうすればいいですか？

天沢 腸球菌にはやはり ABPC がよく，シナジーを狙って GM を追加してもよし．つまり，ABPC（＋GM）が 1st choice になります．

まなぶ 前立腺炎には ST 合剤やニューキノロン系でしたよね．

天沢 そうですね．ただし，炎症があるときにはペニシリン系の移行性もそこまで悪くないといわれているので，全身状態がよければ腎盂腎炎と同じような抗菌薬（ABPC/SBT などのβラクタム系）でもいいといわれています．ただし，治りにくい部位の感染であるため，治療期間は 3〜4 週間と長めのほうがいいでしょう．

まなぶ なるほど．膀胱炎は……？

天沢 膀胱炎は CXM を 3 日間で OK（妊婦さんと男性は 7 日間）．代替薬として AMPC などでもいいでしょう．あと，『わかる』編で学んだように繰り返さないためにどうすればいいかを助言することも大切です（水分励行，肛門側から拭かない，性行為後に排尿するなど）．

第4章 ケースで学ぶ感染症との闘い方

> **重要** 🖐 **尿路感染症の治療まとめ**
>
> 腎盂腎炎（外来）：CXM 10〜14 日間 or CPFX 7 日間
> 腎盂腎炎（入院）：CTRX 5 日間→ CXM 5〜9 日間，
> 　　　　　　　　　ABPC/SBT 5 日間→ AMPC 5〜9 日間
> 前立腺炎　　　　：ST 合剤，CPFX 3〜4 週間（※ β ラクタム系でも可）
> 膀胱炎　　　　　：CXM 3 日間（※複雑性なら 7 日間）

実はまだ続きがあります

天沢 さて，実は先ほど腎盂腎炎と診断した患者さんの話には続きがあります．入院して CTRX を開始しましたが，3 日間してもあまり改善がありません．どうしましょう？

まなぶ うーん．尿培養をもう 1 回採る！

天沢 尿に限らず，培養は抗菌薬の感受性をみることがメインと考えておくといいと思います．そのため，尿培養は 1 度採れば不要になります．もしフォローするなら，尿検査や尿のグラム染色にしましょう．

まなぶ うーん．ほかに熱源があった．つまり，診断が間違っていた？？

天沢 その可能性は常に考慮しなくてはいけませんね．ただし，今回は尿路感染症らしさがしっかりあったし，3 日間経ってもほかに focus となりそうな新たな手がかりはなかったので，診断自体は悪くなさそうです．

まなぶ ……．

天沢 3 日ほど抗菌薬治療をしてもよくならない腎盂腎炎をみたら造影 CT を行いましょう．

まなぶ　え，CT！？

天沢　そうです．主に腎膿瘍もしくは腎盂腎炎と誤診しやすい椎体炎をみるためです．ほかに腸腰筋膿瘍や前立腺膿瘍など，なかなか身体所見ではわからない深部膿瘍の check が必要です．

まなぶ　膿瘍！　なるほど．CT を撮らないと鑑別はできませんね．でもそれなら，最初から撮っておいたほうがよくないですか？

天沢　全身状態が悪いなど待てない状況であれば最初から考慮してもいいと思いますが，全例被曝させるわけにもいかないので，まず抗菌薬治療をして反応をみるという対応でいいと思います．なんでもそうですが，時間という概念は常に大切です．

まなぶ　1 度診断したものに対して再度疑問をもつというのは，簡単そうでいて，実際には難しいものですね（汗）．

天沢　実感できたでしょう．

まなぶ　自分が間違っていたと考えるには勇気が必要ですね……．

天沢　そのとおり．ただ，時間軸の考え方をもっていれば，必ずしも誤診とはいわないのです．今回の場合もそうです．「起こりうる物事を想定したうえでの経過観察は立派な治療」というのが私のモットーです．国試では best な答えを 1 つ選ぶことがよしとされていたけど，臨床では better な答えを複数もっておくことが重要なんだよね．

まなぶ　それカッコいいですね！

天沢　今回，造影 CT を施行したところ，やはり腎膿瘍を形成していました．ただし，泌尿器科にコンサルトしたところ，ドレナージの適応はなしとのお返事．膿瘍への移行性を考慮し ABPC/SBT に変更したところ，改善がみられました．

第4章 ケースで学ぶ感染症との闘い方

診断：腎盂腎炎→腎膿瘍

尿路感染症の検査

天沢 よし，もう少し尿路感染症について掘り下げていこう！

まなぶ お，お願いします！

天沢 尿路感染症は common disease だけど，common だからこそ非典型例も多くみかけると思います．例えば，嘔吐のみの腎盂腎炎，今回のように発熱のみの腎盂腎炎など．

まなぶ なるほど…．そう考えると，「発熱時」に比較的簡便にできる尿検査はすごく重要ですね．

天沢 尿検査についても，その解釈が必要です．例えば，膿尿（WBC＋）がないとき！ 安易に尿路感染症を否定してしまいがちですが，実は膿尿がなくても尿路感染症のときがあります．

まなぶ うーん．そんなことあるんですか？ つまり，感染があるのに白血球が尿に出ていないときってことですよね？

天沢 大きく考えるとそういうことです．具体例を挙げると，すでに何らかの抗菌薬が投与されているとき，化学療法後で白血球が少ないときなんかが挙げられますね．

まなぶ なるほど！ 抗菌薬を中途半端に使用すると，こんなところにも悪影響があるんですね……．

天沢 本当にそう．ほかに，血尿は尿路感染症でも出ることがありますし，亜硝酸塩は腸内細菌（特に大腸菌）や緑膿菌で陽性になり，グラム陽性菌では陽性にならないのが特徴です．

225

まなぶ なるほど．今回は陽性なので，腸内細菌もしくは緑膿菌による尿路感染症の可能性が高いということですね．染める前から菌の推定が可能というのは面白いですね．

天沢 注意したいのは，亜硝酸塩があれば尿路感染症といえそうですが，陰性は否定の根拠になりえません．亜硝酸塩を形成するにはある程度の時間（4 時間くらい）が必要なので，頻尿などすぐに尿が流れてしまうときには陽性にならないのです．

まなぶ なるほど．解釈を間違えると，とんでもないアセスメントをしてしまいそうですね（^^;）．

天沢 どんな検査でもそうですが，病歴・身体所見と検査の乖離が生じた場合には，特に慎重になりましょう．

まなぶ 尿路感染症に対して，ほかに診断に寄与するものってありませんか？

天沢 そうですねー．もし CT を撮ったなら，造影早期に巣状の造影効果の低下，腎筋膜の肥厚，腎周囲の脂肪織濃度上昇は参考所見になります．ほかには，膀胱炎の既往のある人が「膀胱炎っぽいです」と来たら，尿検査が陽性と同じと考えてもいいです．

まなぶ へぇ！　そうすると，今回後者の人は「膀胱炎だと思う」と来ている時点で，ほぼ膀胱炎といえるわけですね．

天沢 そうそう．それがあれば尿検査なんていらない！という人もいるくらいです．ま，私はグラム染色もするし，フォローアップのこともふまえて尿検査も一緒に出すことが多いですが．

第4章 ケースで学ぶ感染症との闘い方

あれ？　細菌がいない!?

天沢　さて，自信を失っているところにトドメの一発（笑）．

まなぶ　ええ！？　ドSですね……．

天沢　今度は反対に，膿尿（WBC＋）だけど細菌がいない場合を考えましょう．どういったことが考えられますか？

まなぶ　今度は答えてみせます．えーっと，何らかの抗菌薬がすでに投与されている，もしくは…尿道炎（クラミジアなど）ですか？

天沢　素晴らしい！　尿道炎は膀胱炎と誤診しやすいので気をつけてね．尿道分泌物や陰部の痛みがあれば最初から尿道炎を疑うけど，それらの症状がなくて膀胱炎っぽい症状の人もいます．淋菌はCTRX を単回，クラミジア・マイコプラズマは AZM 単回 or DOXY 7 日間が 1st choice になります．

まなぶ　マイコプラズマは初耳です．原因菌になるんですね．

天沢　一応知識として知っておきましょう．ほかに膿尿だけど細菌がいない状況としては，尿路結石，泌尿器系腫瘍，間質性腎炎など．あと虫垂炎や PID などで周囲の炎症が尿管に波及しても生じますね．

まなぶ　膿尿があるから尿路感染症とはいえないし，膿尿がないから尿路感染症を否定できるわけではない，ってことですね．

天沢　そのとおり！　つまり，検査だけじゃよくわからないってこと！（笑）．検査は解釈までできて初めて意味をもつので，100％の客観的なものというわけではないのです．

まなぶ　そう考えると，グラム染色はいい手がかりですね～．そういえば，この間病院実習で尿のグラム染色をしたんですけど，グラム陽性

227

菌がいたんですよ．これって腸球菌だから相当マズイですよね？

天沢 うーん．患者さんの背景や実物を見ていないから，なんともいえないけど….

まなぶ 外来に来ていた生来健康な若い女性でした．尿道炎が心配ということで尿検査が出されていたんですけど，せっかくなのでグラム染色をさせていただきました．そしたら，グラム陽性菌が出て！！　慌てて担当医に報告したんですけど，特別な対応は何もなくて….

天沢 生来健康な人が腸球菌による尿路感染症を起こしたとは，まず考えづらいね．おそらく，黄色ブドウ球菌かカンジダじゃないかな．

まなぶ そういえば，少し大きかったような……．でも，どちらにせよマズイじゃないですか！！

天沢 たぶんカンジダだね．尿における黄色ブドウ球菌やカンジダはほとんどが定着菌（colonization）なので，基本的に治療対象ではありません．カンジダは菌糸（細長い形）のイメージがあるかもしれないけど，多くは酵母（丸い形）で存在しています．特に酵母しかみられない場合はcolonizationの可能性が高いかも．

まなぶ そういうことなんですね！　「そこにいる」というだけで，それが有意と判断してはいけないんですね～～．

天沢 ただし，IEなど黄色ブドウ球菌の菌血症を起こしているときに尿から黄色ブドウ球菌が検出されることがあります．尿路感染症の起因菌としては想定せずとも，ほかに熱源がないかは十分注意してください．

第4章 | ケースで学ぶ感染症との闘い方

尿カテを扱うなら必見の CAUTI の話

天沢 最後に尿道カテーテルに伴う尿路感染症（CAUTI）の話をして終わりにしたいと思います．尿道カテーテルのリスクってどれくらいか知っていますか？

まなぶ わからないですが，多いイメージです．

天沢 1日3％ずつ細菌尿になるリスクが上がっていきます．

まなぶ げ！ってことは1か月留置するとほぼ100％じゃないですか．

天沢 そういうことです．さらに，院内感染なので SPACE など特殊な菌も関係することがあります．

まなぶ 厄介ですね……．なにか防ぐ方法はないんですか？

天沢 1番は使用しないことです．つまり，不適切な使用をなくすことに努めるのが重要なのです．尿道カテーテルの具体的な適応をみ ておきましょう．

重要 🖐 尿道カテーテルの適応

- 尿閉（治療無効例）
- 尿失禁（薬剤・パッド無効かつ看護ケアの余地なし）
- 精密な尿量測定が必要
- 血塊を伴う血尿
- 手術中

まなぶ 尿閉や尿失禁は全例適応だと思っていましたが，介入が不可能な場合のみという条件があるんですね．

天沢 不必要に使われているよくある理由としては，床上安静や便失禁

229

ですね．これらは基本的に適応にならないことがわかるでしょう．

まなぶ なるほど．よくわかりました！　CAUTI のほかの対策として，尿道カテーテルを頻回に交換するというのはどうでしょうか？

天沢 それは患者さんもつらいし，なかなか現実的には難しいね．病院によって異なりますが，2週間くらいを目安に交換しているところが多いです．ちなみにですが，尿検査（＋尿培養）を採尿バッグから採るのは NG．交換するときを狙って，中間尿を採るようにしましょう．

まなぶ 今回は，検査についての解釈をしっかり学べて楽しかったなぁ〜．1つひとつどういう意義をもって，どういう pitfall があるのかを学ばないと，誤ったアセスメントになっちゃうんですねぇ．

PID について

天沢 ごめん1個忘れてた（笑）．

まなぶ え！？

天沢 PID って知ってる？

まなぶ 骨盤内炎症性疾患，pelvic inflammatory disease の略です．さすがに舐めすぎですよ！

天沢 いやいや．私自身，最近までよくわかっていませんでした．骨盤内炎症性疾患ってそもそもどこの感染のことでしょう？

まなぶ …骨盤内？

230

第4章 ケースで学ぶ感染症との闘い方

天沢 それだと，虫垂などの炎症が骨盤内に波及したときも PID ってことになりませんか？

まなぶ それはさすがに虫垂炎ですね．たしかにあやふやです．

天沢 そもそも PID 自体，虫垂炎との鑑別が難しいといわれているので，あまりいい例ではなかったかも (^^;)．ただ，PID の場合は治療が遅れると 20％と比較的高確率で不妊を合併するし，治療方法が異なるので明確に区別したいところです．

まなぶ 20％で不妊とか，こわっ……．

天沢 答えをいうと，PID とは子宮内膜炎，卵管炎，卵管卵巣膿瘍，骨盤腹膜炎を含んだ総称になります．

まなぶ PID は女性特有の性感染症ってイメージはありましたが，複数の臓器にまたがっているものだったんですね．でも，総称にしちゃっていいんですか？

天沢 分けたいところではありますが，実際にこれらを区別するのは難しいでしょう．子宮内膜炎のみだと無症状のことも多く，発見がそもそも難しいですから．

まなぶ なるほど．

天沢 理解するうえでのポイントは**子宮内膜炎から始まる**ということ．卵管采は腹腔内とつながっているため，子宮内膜→卵管→卵管采へと上行性に感染し，最後に骨盤腹膜炎に至るのは理解できるでしょう．

まなぶ はい．

天沢 つまり，子宮内膜炎に至った時点で骨盤腹膜炎になるのは容易といえます．ですが，ここで注目すべき 1 点．それは，子宮頸管炎が PID に含まれていないということ．

231

まなぶ あ，たしかに．

天沢 子宮頸管はSCJをもっています．ここを通過することは本来精子でも難しい．つまり？

まなぶ バリアーが破綻したときに感染が起こる！ そっか．子宮頸管を通過してしまうと炎症は容易に波及してしまうけど，子宮頸管までなら炎症は波及しにくいため，PIDとは別の扱いになっているということなんですね．

天沢 素晴らしい！ 実際，PIDはバリアーが破綻しやすい**月経時・月経直後に好発する**といわれています．また，性行為などの物理的傷害によってもバリアーが破綻しうるので，**直前の性行為**や**性行為の頻度が多い**と，当然リスクが上がるのです．

まなぶ なるほど．それらを意識して問診をとるとPIDらしさがみえてくるということですね！

天沢 そのとおりです！ 主な起因菌としては淋菌，クラミジア，嫌気性菌になります．つまり，複数のパートナーやSTIの既往がある人は高リスクといえます．

まなぶ 抗菌薬はどうすればいいですか？

天沢 1st choiceは，**DOXY＋CMZ**になります．ただ，最近は治療抵抗性のものも多いので，**DOXY＋CTRX＋MNZ**という上記の起因菌それぞれによく効く抗菌薬を使用する場合もあります．

まなぶ 起因菌を考えれば，MINO＋CTRX＋CLDMやLVFX＋CTRX＋CLDMなどもどうですか？

天沢 次の選択肢としてはアリですね！ あと，大切なこととしては**パートナーの治療も忘れない**ということです．予防に勝る治療はやはりありません．

第4章 ケースで学ぶ感染症との闘い方

11 発熱のみだよ！（3）

74 歳女性．1 週間前に突然の腹痛があり，同日救急搬送．上腸間膜動脈閉塞症と診断され緊急手術となり，その後 HCU 管理となっている．術後経過は良好だったが，本日より発熱あり．既往は心房細動．バイタル：BT 38.3℃，BP 96/64 mmHg，PR 84/min，RR 28/min，SpO$_2$ 99％（r.a.）.

天沢 HCU 入院中の患者さんですね．さ，fever work up 頑張りましょう！

まなぶ 血圧が少し低めですね．

天沢 普段の血圧や経過中の血圧との比較も忘れずに．

まなぶ ついでに，呼吸数が多い．

天沢 ・・・ついではだいぶマズイよ！ 頻呼吸の裏にはだいたい何かが隠れていると思っていたほうがいい．それくらい重要なメルクマールだよ．

まなぶ すみません．いつも SpO$_2$ ばかりに注目していました．呼吸数も大事なんですね．ほかに症状はなく，身体所見も上から下までとりましたが，有意な所見はありませんでした．

天沢 ということは？

まなぶ とりあえず 3 点セット！

―― 1 時間後――

233

天沢 　どうでした？

まなぶ 　採血は WBC 22,400/μL，CRP 16.52 mg/dL と炎症反応はバッ
チリありました．ほかのデータもちょくちょく異常所見はありま
したが，なにか特異性の高いものはなさそうです．

天沢 　炎症反応が低くても何ともいえませんが，普段より高値であれば
何かが起きている！ と思ったほうがいいでしょう．ほかはどう
ですか？

まなぶ 　尿検査と胸部 X 線ともに異常ありませんでした．もう打つ手な
しって感じです（T_T）．

天沢 　そういうときは，見逃しやすい発熱の原因を 1 つひとつチェッ
クしていくといいよ．下記にまとめておくね．

重要 👆 見逃しやすい発熱の原因

IE，前立腺炎，副鼻腔炎，結核，褥瘡，偽膜性腸炎，胆嚢炎・胆管炎
骨髄炎，腹腔内膿瘍，ライン感染
DVT/PE，偽痛風，亜急性甲状腺炎，副腎不全，悪性高熱，薬剤熱

まなぶ 　多すぎてめまいが……．

天沢 　（笑）．でも，よくわからないままにするよりは 100 倍マシだよ．
それに，これを全部暗記しろとは言いません．熱源がわからない
ときに本書で確認しながら，鑑別を進めていけばいいでしょう．
国試と違って，臨床ではいかにカンニングするものをもっている
かが大事になります．

まなぶ 　カンニングしていいなら，バッチリ任せてください！！

天沢 　1 つひとつ検討していくのもいいですし，患者さんの背景から可

234

第4章 ケースで学ぶ感染症との闘い方

能性が高いものを考えていくのでもいいでしょう．今回は腹部の ope 歴があるので，腹腔内膿瘍や DVT/PE のチェックは外せないですね．それから，もう 1 つ考えておきたいものがあります．

まなぶ うーーん，難しい．

天沢 患者さんを見てください．何か気づきませんか？

まなぶ あ，中心静脈カテーテルが入っている！

天沢 そうですね．腸管が使えない＋長期の栄養管理が必要，もしくはカテコラミンサポートが必要なときに，CV の適応になります．

まなぶ なるほど．そして，刺入部の発赤・腫脹はあてにならない！

天沢 あればそうと言える可能性は高まりますが，ないからと否定はできません．鑑別のために CT を施行しましたが，明らかな膿瘍形成や DVT/PE は認めず，その他，有意な所見なし．いよいよカテ感染が濃厚になってきました．カテ感染を疑っても，発熱だけなら経過観察してもよいとされていますが，経過表をみると血圧は下がり傾向であり，頻呼吸になっていることから敗血症として急いで介入したほうがよさそうです．対応はどうしましょうか？

まなぶ カテ抜去！

天沢 それが 1 番ですね．ただ，必要だから入っているのであって，現実的には入れ替えになることもあります．培養はどうしますか？

まなぶ 先ほどの時点で血液培養は 2 セット採っているので，もういいんじゃないですかね？

天沢 一応，IE とカテ感染は 3 セット採ることが推奨されています．カテ感染の場合は，1 セットだけならカテーテル挿入部から採ってよいとされているので，残り 1 セットはそこから採取しましょ

235

う．ここから採ったもののほうがほかの箇所から採った血液培養よりも早く細菌が生えた場合，カテ感染をより裏付けることになります．

まなぶ カテーテル先端の培養も出しておきますか？

天沢 基本的に疑っていないときには不要です（当たり前ですが）．しかし，カテ感染が濃厚であるときには，合わせて判断材料にしてもいいといわれているので，提出しておきましょうか．ただし，カテ感染はあくまで血流感染がメインであり，カテーテル局所の感染でないことには留意しておきましょうね．

まなぶ なるほど！

天沢 抗菌薬はどうしましょうか？

まなぶ 黄色ブドウ球菌や CNS あたりが原因菌として多いんですよね．CNS だと耐性も多いので，VCM がよいかと思います．

天沢 そうですね．感受性があればもちろん CEZ でもよいですが，初期治療は VCM が妥当だと思います．稀ですが，GNR や真菌もときどき起因菌になるので，重症な人ではこれらをカバーする必要があるかどうかも合わせて検討するべきでしょう．

まなぶ 真菌！？

天沢 カンジダが代表的です．もし，カンジダだとわかったら抗真菌薬（ミカファンギンやフルコナゾール）に変更するだけでなく，必ず眼科コンサルトを忘れないようにしてください．カンジダの血流感染は眼内炎を起こすことがあるためです．

まなぶ ひぇぇぇぇ．眼内炎なんて初めて聞きましたよ（汗）．あと，治療期間の目安を教えてください．

天沢 血液培養が陰性化してから，CNS なら 1 週間程度，GNR・真菌

なら（通常の菌血症と同様に）**2週間程度**，黄色ブドウ球菌なら**2～4週間程度**を目安にするといいですね．それから，もしカテ抜去＋抗菌薬を使っても3日間以上熱が続くときは，必ず**IEの合併**を疑うようにしましょう.

まなぶ　了解です！！

天沢　すぐにカテーテルを抜去．抗菌薬の選択は，腹部の手術後であり，頻呼吸は敗血症による代謝性アシドーシスへの代償と考えられたため，緑膿菌を含めたGNRと嫌気性菌カバーも外せないと判断し，PIPC/TAZ＋VCMで開始としました．後日，血液培養からCNSが4/4で生えてきたため，やはりカテ感染であり，VCMのみに変更．その後，血液培養の陰性化を確認し，抗菌薬終了と同時に無事退院となりました.

診断：カテーテル関連血流感染（CRBSI）

column

血液培養陽性の話

focus はよくわからないけど，血液培養から診断に結びつくというこ
ともあります．CRBSI はその代表例ですね．カテーテルが入っている
人の発熱をみたら CRBSI は当然鑑別に挙がるのですが，基本的には必
要だから入っているものなので，発熱したからといってすぐに抜去とい
うのはなかなか難しいこともあります．しかし，ほかに感染源が見当た
らない状態で血液培養から GPC が検出されたとなればやはり CRBSI
が濃厚になるため，抜去もしくは入れ替えが望ましいと背中を押してく
れるでしょう．

逆にいうと GNR が検出された場合は尿路感染症や腹腔内感染症など
を再考しなくてはいけないのです．まとめると，focus 不明の状態で血
液培養から GPC が検出されたら横隔膜より上（IE や CRBSI など），
GNR が検出されたら横隔膜より下を再度検索し直しましょう．

まなぶ君のまとめノート

- [ ] IE は菌血症，心破壊＋塞栓，免疫学的反応の 3 つを起こす
- [ ] IE の原因菌が HACEK だと血液培養の結果がでるまで時間がかかる
- [ ] 心破壊によって心不全，弁膜症（MR/AR），房室ブロックを起こす
- [ ] 塞栓は中枢，腎臓，脾臓，心臓，腸管，末梢動脈などに生じる
- [ ] IE を疑えば血液培養 3 セットと心エコーは必須である
- [ ] 脳梗塞，心筋梗塞，化膿性脊椎炎をみたら IE を必ず考慮しておく
- [ ] IE は CTRX＋VCM が 1st choice になり，血液培養が陰性化してから 4 週間が治療の目安となる
- [ ] IE の de-escalation は緑色レンサ球菌なら PCG，黄色ブドウ球菌なら VCM（CEZ），腸球菌なら ABPC＋GM，HACEK なら CTRX（ABPC/SBT）が望ましい
- [ ] 病歴・身体所見で絞れない発熱には，採血（＋血液培養），胸部 X 線（＋喀痰培養），尿検査（＋尿培養）の 3 点セットを行う
- [ ] 男性の尿路感染症をみたら，前立腺肥大症，尿路結石，腫瘍，神経因性膀胱，泌尿器科手術歴などをチェックする
- [ ] 腎盂腎炎は入院なら CTRX → CXM，ABPC/SBT → AMPC で合計 10〜14 日間，外来なら CXM を合計 10〜14 日間行う
- [ ] 腸球菌による腎盂腎炎には ABPC（＋GM）が 1st choice になる
- [ ] 膀胱炎は CXM を 3 日間行う（ST 合剤や LVFX などの意見もある）
- [ ] よくならない腎盂腎炎をみたら膿瘍を疑う
- [ ] 原因不明の発熱をみたら見逃しやすい発熱の原因を参照する
- [ ] CRBSI を疑ったら血液培養 3 セットを採る
- [ ] 血液培養からカンジダが生えたら，眼科コンサルトする
- [ ] CRBSI は VCM が 1st choice であり，血液培養陰性化から CNS なら 1 週間，その他は 2 週間が治療期間の目安となる
- [ ] よくならない CRBSI をみたら IE を疑う

12 抗菌薬のおさらい

頭の中を整理しよう

　ここまでお疲れ様でした．まなぶ君と一緒に読者の皆さんも飛躍的に成長を感じていただけたら嬉しい限りです．ただ残念ながら，1回読んだだけでは会得できるであろうことは半分にも満たないかと思います．

　（『わかる』編と併せて）本書を繰り返し読んでいただくことはもちろん，臨床で経験したことと照らし合わせて，再度本書を味わってください．そうすることでここに書いてあったことはこういうことも睨んでいたのか！　と気づくと思います．そうすることで残り半分のピースが埋まり，本書を100％活用していただくことができるでしょう．

　1回さっと読んだだけでは，なぜそういう表現をしているのか，なぜときどき脱線して説明しているのか，なぜその項目でその話をしているのか，という視点まで辿り着くことはできません．ぜひ何度も何度も本書で勉強して（もちろん楽しんで！）いただけたらな，と思います．

　さて，最後に知識の整理をしておきましょう．本文でいくつか出てきたものについてまとめておきます．適応などすべてをまとめることは不可能ですが，バラバラになってしまったであろうところをまとめてみました．よければ本文とあわせてご活用ください．

臓器移行性

　本書で取り扱ったところのみ．第1・2世代セフェム系，マクロライド系，ニューキノロン系，アミノグリコシド系，CLDM，DAPは中枢への移行性が悪い抗菌薬の代表格です．実際，これらは髄膜炎の治療には関与

しませんでしたね．あと，アミノグリコシド系は肺や胆道系への移行性が悪いことも覚えておきましょう．なぜその抗菌薬が使えないのかという説明をするために必要な知識のみに絞っています．

bioavailability

本書で取り扱った抗菌薬は臨床で使えるものばかりなので，基本的にbioavailabilityを気にして使うことはほとんどありません．なので，ウンチクの知識くらいと思っておいてください．経口抗菌薬の復習も兼ねて，一気にいきます．

AMPCは80％，AMPC/CVAは60〜75％，CEXは90％（第三世代セフェム系は20〜50％）になります．

次．CAMは50％，AZMは意外にも35％，DOXYは95％，LVFXは98％になります．

最後．STは98％，CLDMは90％，MNZは100％，RFPは95％，VCMは0％，LZDは100％になります．

こうして並べてみると，経口抗菌薬の種類って本当に少ないことがわかりますね．

肝排泄

絶対ではないですが，基本的に腎排泄の抗菌薬については腎機能に応じて調整が必要です．逆にいうと，その他の排泄経路の抗菌薬については腎機能障害でも比較的安全に使えるということです．もちろん，1回1回投与量については確認すべきですが，ある程度知識としてもっておきましょう．

そうそう．「肝機能障害のときはどうすんの？」というのは当然の疑問だと思います．しかし，肝機能障害においてどれくらい投与量を調整すれ

ばいいかについては，明確にわかっていないのが現状です．

　肝排泄の代表的なものとしては，マクロライド系，テトラサイクリン系の主に非定型細菌に用いるものがまず挙げられます．それから，CLDM，MNZ，RFP，CP などちょっと変わった抗菌薬たちや抗 MRSA 薬のうち LZD，QPR/DPR になります．

　本書で勉強した皆さんなら，この 3 つのグループに分けておくと，スムーズに記憶に定着するかと思います．

治療期間のまとめ

　最後に起因菌や患者背景によっても多少異なりますが，治療期間の目安について話して終わりたいと思います．各疾患のことに触れる前に，前提としてまず 3 つ大切なことを覚えてください．

　1 つ目は，菌血症は 2 週間の点滴治療が必須であること．2 つ目は，黄色ブドウ球菌は 2〜4 週間の治療が必要であること．3 つ目は腸球菌はさらに長い 4〜6 週間の治療が必要であること．この 3 つは大前提としておさえておいてください．

　さて，各論については以下にまとめておきます．特殊な菌を除いて，1 つの目安になると思いますので参考にしてください．

　髄膜炎は 1〜2 週間，中耳炎は 5 日，副鼻腔炎は 10〜14 日，咽頭炎は 10 日，市中肺炎は解熱して 2，3 日，非定型肺炎は 1〜2 週間，膀胱炎は 3 日，腎盂腎炎は 2 週間，前立腺炎は 4 週間，偽膜性腸炎は 10 日，蜂窩織炎は炎症がおさまって 3 日，感染性心内膜炎は血液培養が陰性化してから 4 週間，CRBSI は血液培養が陰性化してから 2 週間（CNS なら 1 週間），となります．

第4章 | ケースで学ぶ感染症との闘い方

表 4-1　治療期間まとめ

	治療期間の目安	備考
髄膜炎	7〜10 日	肺炎球菌は 10〜14 日 リステリアは 21 日
中耳炎	5 日	経過によっては 7〜10 日
副鼻腔炎	10〜14 日	
咽頭炎	10 日	
市中肺炎	解熱して 2，3 日	最低 5 日間
非定型肺炎	7〜14 日	レジオネラは 21 日
膀胱炎	3 日	難治例では 7 日
腎盂腎炎	10〜14 日	
前立腺炎	28 日	
偽膜性腸炎	10 日	原因薬剤の中止も大切
蜂窩織炎	炎症がおさまって 3 日	通常 7〜10 日
IE	血液培養が陰性化して 4 週間	人工弁なら 6 週間
CRBSI	血液培養が陰性化して 2 週間	CNS なら 1 週間

243

索引

欧文

ABK······································· 140, 142, 143
ABPC ·· 77, 84
—— の適応 ······························· 78
ABPC/SBT ······························ 81, 84, 85
—— の適応 ······························· 82
AMK ······································· 120, 122
AMPC の適応 ······························· 76
AMPC/CVA ···························· 79, 84, 85
—— の適応 ······························· 80
AmpC ································ 57, 76, 84, 85
AmpC 過剰産出菌 ························· 66
AZM··························· 104, 107, 117, 134
—— の適応 ······························ 105
AZT ······································· 126, 143
—— の適応 ······························ 128
A 群 β 溶連菌 ······························· 23
β-Lactamase Non-producing
　Ampicillin Resistant（BLNAR）········ 45
β-Lactamase Non-producing
　Ampicillin Sensitive（BLNAS）········ 44
β-Lactamase Producing Ampicillin
　Resistant（BLPAR）····················· 44
β-Lactamase Producing Ampicillin
　Sensitive（BLPAS）···················· 44
β ラクタマーゼ ······························ 57
β ラクタマーゼ阻害薬 ······················ 85
β ラクタム系の副作用 ······················ 86
BFP ··· 62
bioavailability ···················· 55, 71, 241
C. botulinum ······························· 56
C. difficile······················· 5, 66, 210, 211
—— の検査 ······························ 208
—— の治療 ······························ 209
C. perfringens ····························· 56
C. tetani ··································· 55

CAM ·································· 103, 107, 117
—— の適応 ······························ 104
CAUTI ······································ 229
CAZ ····································· 93, 97, 101
—— の適応 ······························· 95
CCL ··· 97
centor criteria ···························· 152
CEX ···································· 90, 97, 101
—— の適応 ······························· 88
CEZ ···································· 87, 97, 101
—— の適応 ······························· 88
CFPM ·································· 95, 97, 101
—— の適応 ······························· 96
CLDM ································ 125, 134, 143
—— の適応 ······························ 126
CMZ ···································· 90, 97, 101
—— の適応 ······························· 91
CNS ··· 18
Coagulase-Negative *Staphylococci* ··· 18
CP ·································· 130, 134, 143
—— の適応 ······························ 132
CPFX ···································· 114, 116
CPZ··· 96
CRBSI ······························ 18, 237, 239
CTM ····································· 91, 97
CTRX ··································· 91, 97, 101
—— の適応 ······························· 93
CTX ···································· 93, 97, 101
CXM ···································· 91, 97, 101
—— の適応 ······························· 91
DAP ·································· 139, 142, 143
—— の適応 ······························ 139
DOXY ··································· 109, 117
DRPM······································· 100
DVT ·· 211
EM·································· 103, 107, 117
Enterococcus ························· 13, 30

245

E. faecalis	30
E. faecium	30
ESBL	57
ESBL 産出菌	66
fever work up	219
FN	202
GM	119, 122, 143
── の適応	120
gray baby 症候群	131
gull-wing	50, 205
H. pylori	51, 52
Hib ワクチン	187
IE	239
IPM/CS	100
Janeway 皮疹	214
Jarisch-Herxheimer 反応	65
KM	121
LVFX	114, 116
LZD	136, 142, 143
── の適応	137
MEPM	100
MIC	147
MINO	110, 117
MNZ	128, 134, 143
── の適応	129
MRCNS	18
NNT	157
Number Need Treat	157
Osler 結節	212
PAE	106
PAPM/BP	100
PCG	72, 84, 85
pelvic inflammatory disease	230
PID	230
PIPC	78, 84, 85
PIPC/TAZ	82, 84, 85
Post Antibiotic Effect	106

PSAGN	23
QPR/DPR（QD）	138, 142, 143
── の適応	139
redman 症候群	135
RFP	129, 134
── の適応	130
SM	121
SPACE	57
ST 合剤	123, 134, 143
── のスペクトラム	134
── の適応	125
── の副作用	134
Staphylococcus	13
starry sky	42
Streptococcus	13, 23
TC	109
TEIC	138, 142, 143
── の適応	138
TOB	120, 122, 143
Vancomycin Resistant *Enterococcus*	30
VCM	135, 142, 143
── の適応	136
VRE	30

あ行

亜急性甲状腺炎	159
アジスロマイシン	104, 107
亜硝酸塩	225
アズトレオナム	126, 134
── のスペクトラム	134
アドヒアランスの問題	71
アミカシン	120, 122
アミノグリコシド系	118, 122, 143
── のスペクトラム	122
── の副作用	122
── のまとめ	122
アモキシシリン	76, 84

246

アモキシシリン/クラブラン酸‥‥‥‥‥79, 84
アルベカシン‥‥‥‥‥‥‥‥‥‥‥‥‥‥ 140, 142
── の副作用 ‥‥‥‥‥‥‥‥‥‥‥‥ 142
アンタゴニズム ‥‥‥‥‥‥‥‥‥‥‥‥‥ 108
アンタビュース効果 ‥‥‥‥‥‥‥‥‥‥‥ 87
アンピシリン‥‥‥‥‥‥‥‥‥‥‥‥‥‥77, 84
アンピシリン/スルバクタム‥‥‥‥‥‥‥81, 84
胃腸炎‥‥‥‥‥‥‥‥‥‥‥‥‥ 203, 206, 211
イミペネム/シラスタチン ‥‥‥‥‥‥‥‥ 100
咽頭痛 ‥‥‥‥‥‥‥‥‥‥‥‥‥‥‥ 150, 178
インフルエンザ桿菌 ‥‥‥‥‥ 42, 44, 52, 66
── の抗菌薬 ‥‥‥‥‥‥‥‥‥‥‥‥ 45
壊死性筋膜炎 ‥‥‥‥‥‥‥‥‥ 23, 34, 211
── の治療 ‥‥‥‥‥‥‥‥‥‥‥‥ 197
エリスロマイシン‥‥‥‥‥‥‥‥‥‥ 103, 107
黄色ブドウ球菌 ‥‥‥‥‥‥‥‥‥‥‥17, 34
── に対する抗菌薬‥‥‥‥‥‥‥‥‥ 21
オグサワ‥‥‥‥‥‥‥‥‥‥‥‥‥‥‥‥ 81

か行

喀痰 ‥‥‥‥‥‥‥‥‥‥‥‥‥‥24, 34, 162
── グラム染色 ‥‥‥‥‥‥‥‥‥‥ 177
カテーテル感染 ‥‥‥‥‥‥‥‥‥‥ 18, 235
カテーテル関連血流感染 ‥‥‥‥‥‥‥‥ 237
カナマイシン‥‥‥‥‥‥‥‥‥‥‥‥‥‥121
化膿性関節炎 ‥‥‥‥‥‥‥‥‥‥‥ 189, 194
カルバペネム系 ‥‥‥‥‥‥‥‥ 98, 100, 101
── のスペクトラム ‥‥‥‥‥‥‥‥ 100
── の適応 ‥‥‥‥‥‥‥‥‥‥‥‥‥99
── の副作用 ‥‥‥‥‥‥‥‥‥‥‥ 100
── のまとめ‥‥‥‥‥‥‥‥‥‥‥‥ 100
カンジダ ‥‥‥‥‥‥‥‥‥‥‥‥‥‥‥ 239
関節炎 ‥‥‥‥‥‥‥‥‥‥‥‥‥‥‥‥ 188
感染性心内膜炎 ‥‥‥‥‥‥‥ 32, 214, 239
── の手術適応 ‥‥‥‥‥‥‥‥‥‥ 216
── の治療 ‥‥‥‥‥‥‥‥‥‥‥‥ 214
肝排泄 ‥‥‥‥‥‥‥‥‥‥‥‥‥‥‥‥ 241

カンピロバクター ‥‥‥‥‥‥‥‥ 50, 52, 206
偽痛風 ‥‥‥‥‥‥‥‥‥‥‥‥‥‥‥‥ 189
キニヨン染色 ‥‥‥‥‥‥‥‥‥‥‥‥‥‥37
キヌプリスチン/ダルホプリスチン ‥‥ 138, 142
── の副作用 ‥‥‥‥‥‥‥‥‥‥‥ 142
急性胃腸炎 ‥‥‥‥‥‥‥‥‥‥‥ 206, 211
急性咽頭炎 ‥‥‥‥‥‥‥‥‥‥‥‥76, 85
急性糸球体腎炎 ‥‥‥‥‥‥‥‥‥‥23, 34
急性中耳炎 ‥‥‥‥‥‥‥‥‥‥‥ 199, 211
クラミジア ‥‥‥‥‥‥‥‥‥‥‥ 39, 52, 53
グラム陰性桿菌 ‥‥‥‥‥‥‥‥‥‥‥‥ 43
グラム陰性球菌 ‥‥‥‥‥‥‥‥‥‥‥‥ 39
グラム染色 ‥‥‥‥‥‥‥‥‥ 7, 22, 31, 206
──, 喀痰 ‥‥‥‥‥‥‥‥‥‥‥‥‥ 177
──, グラム陰性桿菌 ‥‥‥‥‥‥43, 60
──, グラム陰性球菌 ‥‥‥‥‥‥‥‥ 39
──, グラム陽性桿菌 ‥‥‥‥‥‥‥‥ 35
──, 腸球菌‥‥‥‥‥‥‥‥‥‥‥‥‥ 31
──, 肺炎球菌‥‥‥‥‥‥‥‥‥‥‥‥ 22
──, レンサ球菌‥‥‥‥‥‥‥‥‥‥‥ 22
グラム陽性桿菌 ‥‥‥‥‥‥‥‥‥‥‥‥ 35
グラム陽性球菌 ‥‥‥‥‥‥‥‥‥‥‥‥ 12
クラリスロマイシン ‥‥‥‥‥‥‥‥ 103, 107
クリンダマイシン ‥‥‥‥‥‥‥‥‥ 125, 134
── のスペクトラム ‥‥‥‥‥‥‥‥ 134
── の副作用 ‥‥‥‥‥‥‥‥‥‥‥ 134
クレブシエラ‥‥‥‥‥‥‥‥‥‥‥‥60, 66
クロストリジウム ‥‥‥‥‥‥‥‥‥‥‥‥56
クロラムフェニコール ‥‥‥‥‥‥‥ 130, 134
── のスペクトラム ‥‥‥‥‥‥‥‥ 134
── の副作用 ‥‥‥‥‥‥‥‥‥‥‥ 134
血液培養 ‥‥‥‥‥‥‥‥‥ 19, 34, 198, 238
──, 肺炎に対する ‥‥‥‥‥‥‥‥‥ 27
結節性梅毒疹 ‥‥‥‥‥‥‥‥‥‥‥‥‥ 61
下痢 ‥‥‥‥‥‥‥‥‥‥‥‥‥‥‥‥‥ 203
嫌気性菌 ‥‥‥‥‥‥‥‥‥‥‥‥‥‥‥ 54
── に対する抗菌薬‥‥‥‥‥‥‥‥‥ 54

247

嫌酒作用 ……………………………86	──, アミノグリコシド系 …………… 122
ゲンタマイシン …………………119, 122	──, カルバペネム系 ……………… 100
抗 MRSA 薬 ………………… 135, 142	──, クリンダマイシン ……………… 134
── のまとめ…………………… 142	──, クロラムフェニコール ………… 134
交差耐性 …………………………… 102	──, セフェム系 ………………………97
硬性下疳 …………………………… 61	──, テトラサイクリン系……………112
好中球減少時の発熱………………… 202	──, ニューキノロン系 ………………116
誤嚥性肺炎 ………………52, 168, 178	──, ペニシリン系 ………………………84
呼吸困難 …………………………… 163	──, マクロライド系 ……………… 107
骨盤内炎症性疾患 ………………… 230	──, メトロニダゾール …………… 134
ゴム腫 ……………………………… 61	──, リファンピシン ……………… 134
コリネバクテリウム………………… 38	スルファメトキサゾール……………… 124
コンタミ ………………………… 18, 38	生物学的偽陽性 ………………………62

さ行

細菌性髄膜炎 ……………………… 179	せつ…………………………………… 195
細菌性肺炎 ………………………… 178	セファクロル………………………… 97
最小発育阻止濃度 ………………… 147	セファゾリン ………………………87, 97
子宮内膜炎 ………………………… 231	セファレキシン ………………………90, 97
シプロフロキサシン ……………114, 116	セフェピム…………………………95, 97
腫瘍熱 ……………………………… 220	セフェピム脳症……………………… 95
初期硬結 …………………………… 61	セフェム系 ………………… 86, 97, 101
食中毒……………………………… 50	── のスペクトラム …………………97
腎盂腎炎 …………………220, 239	── の副作用 ………………………97
神経梅毒 …………………………61, 66	── のまとめ………………………97
腎膿瘍 ……………………………… 224	セフォタキシム …………………93, 97
心不全 ……………………… 164, 178	セフォチアム…………………………91, 97
髄液所見 …………………………… 183	セフォペラゾン …………………………96
髄膜炎 …………41, 52, 89, 173, 179, 194	セフタジジム …………………………93, 97
── の治療 ……………………… 185	セフトリアキソン …………………91, 97
髄膜炎菌 …………………………40, 52	セフメタゾール…………………………90, 97
頭痛 ………………………… 179, 194	セフロキシム …………………………91, 97
ストレプトマイシン…………………121	セロトニン症候群 …………………… 136
スピロヘータ………………………… 61	臓器移行性……………………………88, 240
スペクトラム	

た行

──, ST 合剤 ……………………… 134	第 1 世代セフェム系…………………101
──, アズトレオナム ……………… 134	第 2 世代セフェム系…………………101
	第 3 世代セフェム系………………… 94, 101

第 4 世代セフェム系 …………………………… 101
ダプトマイシン …………………………… 139, 142
―― の副作用 …………………………… 142
丹毒 ………………………………………… 195
中耳炎 …………………………………199, 211
腸炎 ………………………………………… 48
腸球菌 ……………………………30, 31, 34
――, グラム染色 ……………………… 31
―― が起こす代表的疾患 ……………… 32
治療期間のまとめ ……………………… 242
ツツガムシ病 …………………………… 53
低 Na 血症 ……………………………… 48
テイコプラニン …………………………… 138, 142
―― の副作用 …………………………… 142
テトラサイクリン ……………………… 109
テトラサイクリン系 ………… 108, 112, 117
―― のスペクトラム …………………… 112
―― の適応 ……………………………… 111
―― の副作用 …………………………… 112
―― のまとめ …………………………… 112
伝染性単核球症 ……………76, 85, 154, 178
頭部 CT の適応 ………………………… 182
動物咬傷 ………………………………… 79
ドキシサイクリン ……………………… 109
トブラマイシン ………………………120, 122
ドリペネム ……………………………… 100
トリメトプリム ………………………… 124

な行

ニューキノロン系 ………………… 113, 116, 117
―― の禁忌 ……………………………… 113
―― のスペクトラム …………………… 116
―― の適応 ……………………………… 115
―― の副作用 …………………………… 116
―― のまとめ …………………………… 116
尿中抗原 ………………………………28, 34
尿道炎 …………………………………… 227

尿道カテーテル ………………………… 229
尿路感染症 ……………………………32, 239
――, 尿道カテーテルに伴う ………… 229
―― の検査 ……………………………… 225
―― の治療 ……………………………… 221
脳梗塞 …………………………………… 168
膿瘍 ……………………………………… 239
ノカルジア ……………………………36, 52
ノカルジア肺炎 ………………………… 52
ノロウイルス …………………………… 48

は行

肺炎 …………………………… 34, 162, 178
――, 非定型 …………………… 53, 174, 178
肺炎球菌 ……………………… 22, 24, 34
――, グラム染色 ……………………… 22
肺炎球菌性肺炎 ………………………… 170
肺炎球菌ワクチン ……………………… 187
梅毒 ……………………………………61, 66
―― の検査 ……………………………… 63
破傷風 …………………………………55, 66
発熱 …………………………… 212, 217, 233
―― の原因 ……………………………… 234
パニペネム/ベタミプロン ……………… 100
バラ疹 …………………………………… 61
バンコマイシン ………………… 135, 142
―― の副作用 …………………………… 142
非定型細菌 ……………………………… 53
非定型肺炎 …………………… 53, 174, 178
脾破裂のリスク ………………………… 155
皮膚軟部組織感染症 ………………195, 211
ピペラシリン …………………………78, 84
ピペラシリン/タゾバクタム ……………82, 84
百日咳 …………………………………… 52
腹腔内感染症 …………………………… 32
副作用 …………………………………… 134
――, β ラクタム系 ……………………… 86

副作用
——, ST 合剤 ······························ 134
——, アミノグリコシド系 ············ 122
——, アルベカシン ······················ 142
——, カルバペネム系 ·················· 100
——, キヌプリスチン/ダルホプリス
チン ································· 142
——, クリンダマイシン ················ 134
——, クロラムフェニコール ·········· 134
——, セフェム系 ·························· 97
——, ダプトマイシン ···················· 142
——, テイコプラニン ···················· 142
——, テトラサイクリン系 ··············112
——, ニューキノロン系 ··················116
——, バンコマイシン ···················· 142
——, ペニシリン系 ························84
——, マクロライド系 ···················· 107
——, メトロニダゾール ················ 134
——, リネゾリド ·························· 142
——, リファンピシン ···················· 134
ブドウ球菌 ······························· 15
フルニエ壊疽 ····························· 196
ペニシリン G ························72, 84
ペニシリン系 ······················68, 84
—— のスペクトラム ···················84
—— の副作用 ···························84
—— のまとめ ····························84
—— へのアレルギー ···················86
扁平コンジローマ ························ 61
蜂窩織炎 ································ 195
—— の治療 ···························· 197
膀胱炎 ·······················220, 226, 239

ま行

マイコプラズマ ·························· 53
マクロライド系 ··············102, 107, 117
—— のスペクトラム ·················· 107
—— の副作用 ·························· 107
—— のまとめ ·························· 107
ミノサイクリン ··························110
無痛性横痃 ······························ 61
メトロニダゾール ·················128, 134
—— のスペクトラム ·················· 134
—— の副作用 ·························· 134
メロペネム ····························· 100
モラクセラ・カタラーリス ··············· 41

や行

腰椎穿刺 ································ 194

ら行

リウマチ熱 ···························23, 34
リケッチア ······························ 53
リステリア ···························35, 52
リネゾリド ·························· 136, 142
—— の副作用 ·························· 142
リファンピシン ·················· 129, 134
—— のスペクトラム ·················· 134
—— の副作用 ·························· 134
緑色レンサ球菌 ························· 29
緑膿菌 ·······························59, 66
淋菌 ·································39, 52
淋菌性関節炎 ·························· 190
レジオネラ ···························47, 52

250